桂派名老中医·学术卷

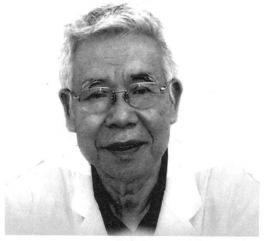

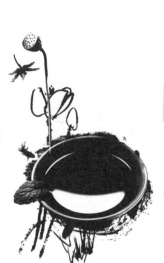

周培郁

周培郁 李益忠 ◎ 主编

U0334755

中国中医药出版社

·北 京·

图书在版编目（CIP）数据

桂派名老中医·学术卷.周培郁/周培郁，李益忠主编.—北京：
中国中医药出版社，2021.12
ISBN 978-7-5132-5248-5

Ⅰ.①桂… Ⅱ.①周… ②李… Ⅲ.①中医临床—经验—中国—
现代 Ⅳ.① R2

中国版本图书馆 CIP 数据核字（2018）第 230906 号

融合出版数字化资源服务说明

本书为融合出版物，其增值数字化资源在"医开讲"平台发布。

资源访问说明

扫描右方二维码下载"医开讲 APP"或到"医开讲网站"
（网址：www.e-lesson.cn）注册登录，输入封底"序列号"
进行账号绑定后即可访问相关数字化资源（注意：序列号只
可绑定一个账号，为避免不必要的损失，请您刮开序列号立
即进行账号绑定激活）。

中国中医药出版社出版

北京经济技术开发区科创十三街 31 号院二区 8 号楼
邮政编码 100176
传真 010-64405721
保定市西城胶印有限公司印刷
各地新华书店经销

开本 880×1230 1/32 印张 5.25 字数 103 千字
2021 年 12 月第 1 版 2021 年 12 月第 1 次印刷
书号 ISBN 978 - 7 - 5132 - 5248 - 5

定价 29.00 元
网址 www.cptcm.com

服 务 热 线 010-64405510 微信服务号 zgzyycbs
购 书 热 线 010-89535836 微商城网址 https://kdt.im/LIdUGr
维 权 打 假 010-64405753 天猫旗舰店网址 https://zgzyycbs.tmall.com

如有印装质量问题请与本社出版部联系（010-64405510）

"广西老中医药民族医药专家宣传工程"
工作委员会

桂派名老中医·学术卷

《周培郁》编委会

主　编　周培郁　李益忠

副主编　李丽华

编　委（按姓氏笔画排序）

　　　　叶慧恒　张红星

　　　　陈枝俏　林　海

李　序

　　广西是我国中医人才辈出、中药资源丰富的省份之一。系统挖掘整理广西地区国家级名老中医经验，是中医药薪火相传、创新发展的源泉，培养后继人才的重要途径，也是中医药教育有广泛现实意义的一项重要工作。

　　《桂派名老中医·学术卷》是我区自新中国成立以来较为系统的一套汇集所有国家级名老中医学术经验的专辑。这些老一代中医工作者弘扬国医，自信自强，大医精诚，堪为榜样。书中汇集了以"国医大师"班秀文为代表的一批医术精湛、德高望重的名医名家的学术思想与经验，从学术思想、临床经验、医德医风与治学等方面介绍了他们所取得的学术成就，从不同角度反映了他们成长的历程，展现了其对所擅长疾病的真知灼见与临证心得体会。精辟的见解，给人以启迪，足资效法，堪为轨范。本套丛书的出版，有助于激励中医药后继者深入研究和精通中医药学，有助于当代名中医的成长，有利于继承和发扬中医药的特色优势，弘扬广西地方名医学术思想，进一步提高广西中医药地位。我们应当继续深入做好对广西中医药、广西民族医药的发掘和整理提高工作，保存和发扬中医药特色与优势，推动传承与创新，弘扬中医药文化，加强中医药人才队伍的建设，加强中医药科学研究，加快名老中医的经验、学术、技能、文献等抢救工作的步伐，推进中医药理论和实践创新，为促进中医药、民族医药事业作出新的更大的贡献。

广西壮族自治区副主席　李康
2010 年 12 月

王　序

　　中医药是中华民族的瑰宝，在我国各族人民长期的生产生活实践和与疾病做斗争中逐步形成并不断丰富发展，为中华民族的繁衍昌盛作出了重要贡献，作为中国特色医药卫生体系的重要组成部分，至今仍在维护人民健康中发挥着独特作用。中医药天地一体、天人合一、天地人和、和而不同的思想基础，整体观、系统论、辨证论治的指导原则，以人为本、大医精诚的核心价值，不仅贯穿于中医药对生命、健康和疾病的认知理论与防病治病、养生康复的临床实践，而且深刻地体现了中华民族的认知方式、价值取向和审美情趣，具有超前性和先进性。随着健康观念变化和医学模式转变，中医药越来越显示出其宝贵价值、独特优势和旺盛的生命力。

　　广西地处岭南，中医药、民族医药资源丰富。历史上，无数医家博极医源，精勤不倦，为中医药和民族医药发展作出了积极贡献。广西广大中医药和民族医药工作者认真继承，加快创新，涌现出一批治学严谨、医德高尚、医术精湛的全国名老中医。为了展示他们的风采，激励后学，广西壮族自治区卫生厅组织编写了《桂派名老中医》丛书，对"国医大师"班秀文等28位全国名老中医做了全面介绍。传记卷记录了名医的成长历程、诊疗实践和医德医风，学术卷展示了他们的学术思想和临证经验。这套丛书的出版，不仅有利于读者学习"桂派名老中医"独到的医技医术和良好的医德医风，也将为促进广西中医药和民族医药的传承创新起到重要作用。

随着党和国家更加重视中医药，广大人民群众更加信赖中医药，国际社会更加关注中医药，中医药事业迎来了良好的发展战略机遇期。衷心希望广大中医药和民族医药工作者抓住机遇，以名老中医为榜样，坚持读经典，跟名师，多临床，有悟性，弘扬大医精诚的医德医风，不断成长进步，为我国中医药事业发展作出新的更大的贡献。

中华人民共和国卫生部副部长
国家中医药管理局局长 王国强

2011 年 1 月

前 言

中医药、民族医药是我国各族人民在几千年生产生活实践和与疾病做斗争中逐步形成并不断丰富发展的医学科学，为中华民族的繁衍昌盛作出了重要贡献，对世界文明进步产生了积极影响。新中国成立特别是改革开放以来，党中央、国务院高度重视中医药工作，中医药事业取得了显著成就。

广西地处祖国南疆，是全国唯一同时沿海、沿边、沿江的省区，是西南地区最便捷的出海大通道。广西中草药资源丰富，中草药品种居全国第二位。广西是壮、汉、瑶、苗、侗、仫佬、毛南、回、京、彝、水、仡佬12个民族的世居地，其中壮族是我国人口最多的少数民族。在壮、汉等各民族文化的滋养下，广西独特的区位优势和丰富的药材资源，孕育了"桂派中医"这一独特的中医流派，在全国中医行业独树一帜，在东南亚地区也具有广泛影响。

近年来，在自治区党委、政府的正确领导下，广西中医药、广西民族医药事业蓬勃发展，百家争鸣，百花齐放，名医辈出，涌现了以"国医大师"班秀文为代表的一大批"桂派中医"名家，他们数十年如一日地奋斗在临床、科研、教学一线，以高尚的医德、精湛的医术赢得了广大人民群众的赞誉。"桂派名老中医"是"桂派中医"的代表人物，在长期的医疗实践中，他们逐渐摸索总结出具有广西特色的一整套方法和经验，为广西中医药、民族医药发展作出了独特的贡献。

为弘扬"桂派名老中医"全心全意为人民群众服务的奉献精神，大力营造名医辈出的良好氛围，调动广大中医药、民族医药工作者的积极性，在广西壮族自治区人民政府和国家中医药管理局的大力支持下，广西实施了"国医大师"班秀文等老中医药、民族医药专家宣传工程，《桂派名老中医》丛书就是该工程的成果之一。丛书分为学术卷和传记卷。学术卷在发掘、整理"桂派名老中医"学术思想和临床经验的基础上，筛选出第一批名老专家，将他们数十年的临床体会和经典医案进行系统梳理提炼，旨在全面总结他们的医学成就，为繁荣中医药学术、促进中医药事业发展作出贡献；传记卷由专业作家撰写，主要记录"桂派名老中医"的人生经历和成才轨迹，弘扬他们大医精诚的精神，希望能借此探索中医名家的成长成才规律，为在新形势下构建中医药人才的培养体系提供借鉴。

由于时间紧迫，书中错漏在所难免，恳请读者批评指正。

广西壮族自治区卫生厅
广西壮族自治区中医药管理局
2010 年 12 月

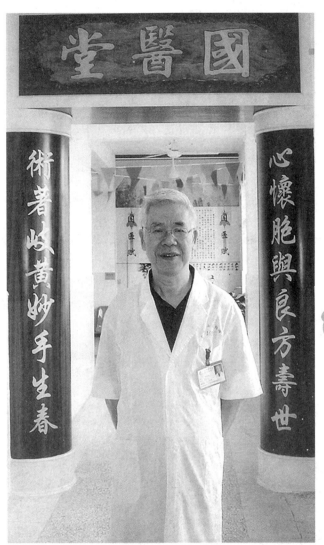

周培郁教授

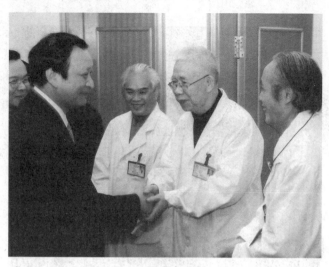

国家中医药管理局原局长王国强在瑞康医院
接见专家时与周培郁教授握手

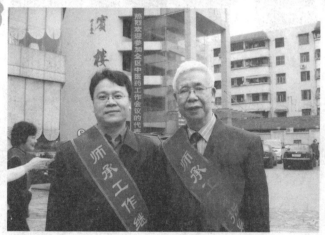

周培郁教授与学术继承人李益忠合影

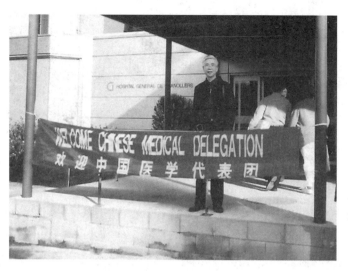

2002年周培郁教授在西班牙参加
第三届巴塞罗那东西方国际医学优秀成果交流会

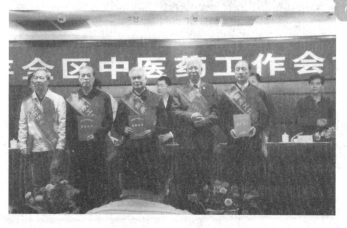

2003年第三批全国名老中医部分专家合影（左四为周培郁教授）

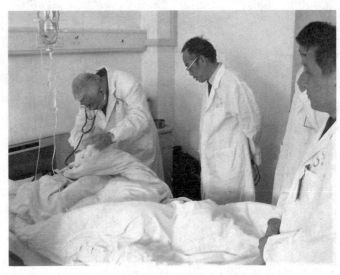

周培郁教授在病房为患者检查

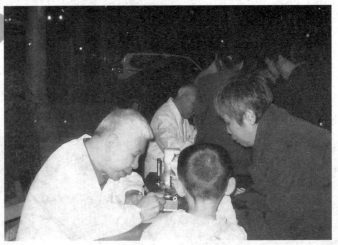

周培郁教授在天峨县义诊，天黑后仍在为患者看病

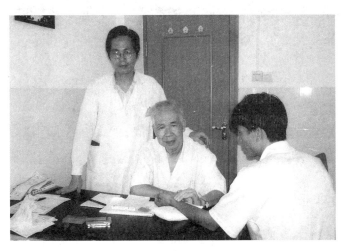

周培郁教授在指导进修医生

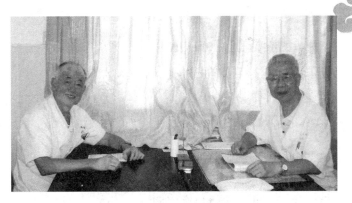

周培郁教授与瑞士籍华裔留学生黄发

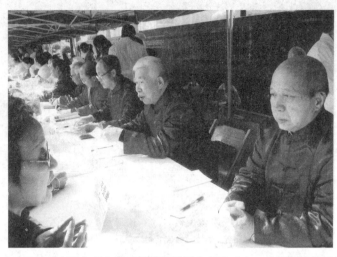

2008年名老中医在南宁市五象广场为群众义诊（右二为周培郁教授）

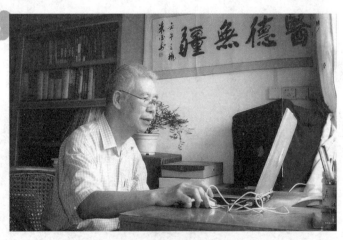

周培郁教授在查阅资料

目　录

1

医家小传

在南宁的西南方70多公里处有个扶绥县，辖内东门镇有一座古老的村庄叫旧城村。旧城原是一座有着上千年历史的古城，1940年11月25日周培郁教授就出生于此。1959年周培郁教授顺利考取了广西医学院（现广西医科大学），5年学医历程为他以后从事50余年的中西医结合事业奠定了基础。1964年周培郁教授毕业后被分配到邕宁县人民医院（现邕宁区人民医院）邕宁大塘分院工作。他深入基层，为广大贫苦农民解决病痛之苦，并坚定了从事中西医结合诊治工作的决心。1975年周培郁教授获准参加广西中医学院（现广西中医药大学）的"西学中"班，两年系统的中医学课程为他继续学习和实践中医打下了坚实的基础。结业以后，周培郁教授一直从事中西医结合临床医疗工作。1978年周培郁教授被调到广西中医学院，先后在内科教研室和儿科教研室任教。1979年他到天津市儿童医院进修，在那里他的工作能力和学习积极性得到了很大的促进。周培郁教授治学严谨、博学勤思，提倡"中医为体，西医为用"。50余年来，他致力于中西医结合学术研究，不断创新与发展，取得了丰硕的成果。

注重实践，发扬中医

周培郁教授既学过西医又学过中医，所以深谙"中医为体，西医为用"之道。他提出："中医药研究必须走自己的路，将现代最新的科学技术与中医学理论相结合是我们的宗旨。中医学一定要沿着自身的发展规律，以中医理论体系为主、各种科学技术为我所用，才会飞跃发展。"

毛主席曾经说过："医道中西，各有所长。中言气脉，西言实验。然言气脉者，理太微妙，常人难识，故常失之虚。"周培郁教授认为，中医学既不可妄自菲薄，也不要"包打天下"；既要继承发扬中医学辨证论治的长处，又要合理吸收运用现代科学技术。他主张辨病与辨证相结合，参照现代药理知识，避免误诊失治，从而提高疗效。

周培郁教授认为，当医生看病不要搞得太复杂，在理论上辩来辩去。医生的工作，一是治疗患者，二是预防疾病；这两点才是最主要目的。例如一些武功，不管书里说得多么复杂玄奥，其实说到底，武功的作用就是保护自己和打击敌人。

他总结，有几个原则要贯穿整个乙型肝炎（即乙型病毒性肝炎，以下简称"乙肝"）治疗过程。乙肝的病因从中医学来讲是由湿热瘀毒引起，从西医学来讲是人体被病毒侵袭。乙型肝炎病毒（以下简称"乙肝病毒"）是这个疾病的启动因子，它侵犯人体以后会引起机体反应，会引发脏腑功能的变化，引起气滞血瘀，血瘀会发展成痰滞，将来就会发展成肝硬化。所以，根据这样的发病机理，从中医学角度首先要用清热解毒的办法来清除病毒，也就是祛邪。其次，要活血化瘀、软坚散结，使发生病变的脏腑功能得到恢复和改善。再者，要调理肝、脾、肾，改善肝郁、脾虚、肾虚的状况，固本扶正。处方也要体现出这 3 个步骤，一是清热解毒，二是活血化瘀，三是调理肝脾肾，3 个方

周培郁

3

面的功能要在一张处方里都反映出来。由于疾病的发展有不同阶段，因此就要辨证，处方也要跟着证的变化而变化。经过10多年不断摸索和实践，周培郁教授治疗乙肝的经验逐年丰富，积累了许多心得体会，慢慢形成了有自己特点的复肝系列方剂，如复肝一号、复肝二号、复肝三号、复肝四号等，可根据不同的患者、不同的病情适当选用。复肝系列方剂浓缩了周培郁教授治疗乙肝的学术思想。周培郁教授既辨病又辨证，在掌握乙肝整体病机的基础上，灵活进行辨证施治。

周培郁教授在中医上所做的努力和所取得的成果是有目共睹的。他参与的"复方三姐妹防治乙型病毒性肝炎临床及动物实验研究"通过国家中医药管理局的鉴定，研究成果已投入生产，并荣获广西壮族自治区卫生厅科学技术进步奖。50多年来，他发表论文20余篇，其中8篇获广西壮族自治区科协、卫生厅优秀论文奖，并多次受邀参加国内、国际学术交流会。2002年周培郁教授参加"第三届巴塞罗那国际东西方医学优秀成果交流会"，其论文在大会上被宣读，并且被收入《巴塞罗那国际医学会优秀论文集》。

宅心仁厚，救人济世

50余年的临床经验使周培郁教授懂得，一个受人尊敬的医生应该具备的条件是"万事德为先，百业术为重"。无德不成医，学医先学做人，对待患者应该像对自己的亲人一样亲切、耐心。

　　周培郁教授年轻时在农村基层医院工作，深知中国广大农民的疾苦。1966年毛主席指示："把医疗卫生工作的重点放到农村去。"当时周培郁教授被分配到邕宁大塘分院工作，因此更接近广大农民，对他们的疾苦也更了解。他发现西医学书籍上介绍的某些疾病治疗方案在农村不能够得到推广，原因有二：一是农村基层缺药；二是药品昂贵，农民买不起。周培郁教授想到，中医药在我国五千年历史中起到了重要的防病治病作用，可以临床应用中医药治疗疾病。于是他一边工作，一边翻阅中医学书籍，并向有经验的中医学习。1966年夏天，他和同事用西药配合中草药和中成药，治愈了40多位乙型脑炎患儿，降低了死亡率和后遗症的发病率，不但取得了比县医院更好的治疗效果，而且患者花钱更少。这使周培郁教授对中医学有了进一步的认识，坚定了他从事中西医结合诊治工作的决心。

　　周培郁教授现在已年过古稀，虽然有时确实感到体力不支，却一如既往地坚守在自己心爱的临床岗位上，只因那句学医时的誓言回响在耳畔："除人类之病痛，助健康之完美。"他认为作为一名医生，有义不容辞的责任去抚慰那些伤痛的心灵，让他们有一种如遇亲人、绝处逢生的感觉。患者病情的好转总让他由衷地感到欣慰。周培郁教授非常谦和，从来不居功自傲，他经常对患者说："你的病好了，不要感谢我，而是要感谢前面给你治过病的医生，没有他们在前面打基础，我在后面的治疗恐怕也没这么容易。"

教书育人，以德为道

　　在临床教学上，周培郁教授对学生要求非常严格。他常对学生说，其身正，不令而行；其身不正，虽令不从。医乃仁术，以德为道。万事以德为重，百业以术为先。当医生主要是讲医德，其次是要有良好的医术。医生看病要注意两点：一是病人的病，二是有病的人。临床实践要善于总结、重在领悟，否则只能是简单地重复。周培郁教授认为，各种理论都可以通过读书来获得，但技术不是光凭读书就能学到的。许多技术性的东西不能传之于书，亦不能传之于口，只能目不含色、耳不失声、手不释脉，方能心领神会。学医一定要有临床实践，特别是中医，临床实践经验很重要；没有哪位名老中医是从实验室里走出来的，他们都是看过无数患者之后才有所成就。另外，学生要敢于挑战老师、敢于创新、敢于质疑，因为老师并不意味着完全正确；学生要有自主性，要学古不泥古、意在发展。只有这样，医技才能在不断地实践当中得到提高。作为老师，周培郁教授总是尽可能地向学生倾囊相授，他说他在教学当中没有什么是不可传授的，他懂的东西希望学生都能弄懂，最好是比他还懂；如果学生一代不如一代，那中医学就没有发展的希望。

　　周培郁教授常常告诉学生，中医学博大精深，需要我们不断挖掘、整理、总结、提高。想学好中医，一要熟读中医经典条文，并且要研究后世各家各派的理论学说；二要学习现代科学知识，掌握现代的科学技术手段；三要参与临床实践，要认真、科学地总结经验；四要有创新。只有这样，中医水平才能提高，中医学才能与时俱进、振兴发展。周培郁教授尤其重视"实践是检验真理的唯一标准"，比如对经方不仅要精深研究，最好还能临床实践加以验证。医学是一门实践科学，如果没有实践，经方、古方、偏方、秘方如何得以验证，自己的临床经验如何得以总结，医疗水平如何得以提高？另外，在临床实践中要注意不能沉湎于"引经据典"，否则就会遏制中医理论的突破。在喜用经方、善用经方的同时，又要不拘泥于经方，要注意证变方亦变、药亦变。

　　周培郁教授对"名老中医"这四个字的解读：名，须务实求真，不务虚名，方成其名。老，须活到老，学到老，治病救人到老。中，须承前启后，甘当人梯，传承中医。医，大医精诚，以德统才，德艺双馨。

周培郁

学术思想精华

中医辨证与西医辨病相结合

　　辨证论治是中医学认识疾病和处置疾病的根本原则，是中医学的灵魂和精华。辨证论治，是把望、闻、问、切四诊所收集的资料、症状和体征，运用中医学理论辨别、分析、综合，辨析有关疾病，以确立证候，论证其治则、治法、方药，并付诸实施的思维和实践过程。辨证论治的思想起源于《内经》，发挥于《伤寒杂病论》，经过中医历代医家的完善、发展，目前临床常用的辨证方法有以下几种：八纲辨证、脏腑辨证、六经辨证、气血津液辨证、卫气营血辨证、三焦辨证和经络辨证。

　　"证"是由于机体的阴阳、气血、脏腑失去应有的平衡而表现出来的临床征象，并由相对的脉象、症状、体征组成，具有阶段性；"病"则有一定的发展规律。凡是一种疾病，必定有一种起决定作用的根本矛盾（病机）贯穿疾病的始终。不同疾病的特殊本质决定了疾病各自的表现和发展规律，而证不同于病，证是疾病发展过程中不同阶段表现出来的主要矛盾，故"病不变而证常变，病有定而证无定"。治疗疾病只重视解决病程阶段中的主要矛盾是不够的，还要重视解决贯穿于疾病始终的根本矛盾。

　　周培郁教授认为，中医学与西医学一样，都要与时俱进。中医学辨证论治的理论与实践，也要借助于新科技而不断深入、不断提高。辨证与辨病都是认识疾病的思维过程，中医辨证与西医辨病相结合的实质就是宏观辨证与微观辨证的结合。运用中医基础理论，对望、闻、问、切四诊收集的临床资料进行辨证为宏观辨证，为中医的基本特色；运用现代科学技术的客观检查，从组织、细胞、分子水平上反映病理形态和生化指标的细微变化为微观辨证，它能从不同的角度加深对疾病本质的认识。随着西医学对疾病的深入认识，已证明许多疾病的内在变化和病理程度仅靠外在症状是不能被发现的；特别是一些疾病的关键内在微观变化，仅仅通过证候是难以捕捉到的，而对疾病重要信息的遗漏，造成的将是治疗上的贻误。中医学要想取得进一步发展与创新，应该在微观方面学习西医学的方法与手段。若固守传统经典，拒绝现代科技成果，就不可能创新发展。但单纯强调辨病，忽视辨证的精髓，也是临床上存在的误区，正确的应用方法应该是病证结合。

周培郁教授提出，要想坚持辨证与辨病相结合，必须正确认识并处理好病与证的关系：病是整体，证是局部；病统领证，证从属于病；病贯始终，证属阶段。只有在辨病的基础上，才能进一步深入辨证，二者不可偏废，混淆主次。他将西医学检查看作望、闻、问、切的延伸，将某些客观指标作为"证"的主要内容，把西医学的理化检查指标作为诊断时的参考依据；在坚持辨证论治的前提下，适当选用具有某些疗效的药物治疗，取得了更好的治疗效果。周培郁教授认为，如果辨证与辨病不相结合，只凭单纯辨证，中医所采用的望、闻、问、切的诊断方法还存在直观笼统的不足，有时难以对病变实质做出确切判断。临床上不少患者无任何不适或阳性体征，这给辨证带来极大的困难，使用药无所适从，疗效也就难以保证。如与辨病结合，便能了解疾病的病因病机，按之用药就可以取得较好的整体疗效。可以根据西医学化验检测结果，将某些中药的药理学特性作为对中药性味、归经、功效、主治的有益补充。在坚持辨证论治的前提下，适当选用某些药物以实现疾病某一治疗环节的需要，这既可收到较好的整体疗效，又能对病变实质有较强的针对性，从而使治疗更加完善、用药更为规范。例如慢性乙型肝炎（即慢性乙型病毒性肝炎，简称"慢乙肝"），其病因为湿热疫毒（乙肝病毒）入侵人体，受到抵抗（免疫反应），余毒残而不尽，继续对人体脏腑、气血造成不同程度的损害（正气衰，阴阳失衡）。其结果造成脾肾阳虚、肝肾阴虚、气滞血瘀。由于各种病机的进展演化快慢不同，病变的程度有轻重差别，可引起复杂的临床证型变化。所以，诊治的关键是仔细分析病情，找出主要矛盾。由于疾病在发生发展过程中，所表现的证型不同，要抓住主要矛盾、主要环节，区别轻重缓急，分清主次先后；在整体调理的前提下，对某一证型重点解决或多个证型同时进行治疗。这就是"法无常法，常法非法，刻舟求剑，乃可笑之法，机圆法活才是法"。

周培郁教授认为，临床医生应以科学的态度对待中西医不同的医疗体系，高度重视辨证论治与辨病论治的紧密结合，坚持中西医结合的诊疗思路，以提高疾病的疗效，更好地为患者解除病痛。

坚持中西医结合治疗慢性乙型肝炎

西医学认为，慢乙肝主要是感染乙肝病毒之后引起的免疫应答或免疫耐受。中医学对慢乙肝病因的认识，主要将乙肝病毒与"湿热疫毒"相联系。乙肝病毒十分顽固，可稳定地存在于肝细胞内，不易被清除。病毒清除，则疾病自愈；病毒不能清除则疾病迁延、反复。因此，周培郁教授认为抗病毒是治疗慢乙肝的关键，需将此原则贯穿整个治疗过程。目前中医药在抗乙肝病毒方面尚无明确疗效，故在治疗中除选用清热解毒利湿的中药以外，还要尽量选用有确切抗病毒疗效的药物，如干扰素－α、拉米夫定、苦参素等。此外，众多研究表明，慢乙肝患者均存在不同程度的微循环障碍，并伴不同程度的肝纤维组织增生；特别是慢乙肝日久，久病入络，临床上常可见面色黧黑、两胁刺痛且痛处固定、舌质紫暗、皮肤有蛛丝纹缕、胁下有积块或腹部胀大如鼓等一派血瘀证候。因而，周培郁教授在治疗过程中亦十分强调活血化瘀，认为此法能阻止病情的进一步加重，且能推陈致新。

注重扶正理论在慢性乙型肝炎中的应用

慢乙肝一般病初在肝脾，后期及肾，最终至肝脾肾俱虚。因此，慢乙肝的病机为本在脾、病在肝、根在肾。其治疗的要点，在于调理肝、脾、肾。肝肾同居下焦，肝藏血、肾藏精，肝之阴血要靠肾精的滋养，肾精也需肝血的充养，精血相互滋生，故有"肝肾同源"之说。肝不藏血可致肾精亏损；肾为先天之本，脾为后天之本，后天之本失养，日久亦可损及先天；湿热内蕴可化燥化火，消耗肝肾之阴；湿为阴邪，易损耗阳气，久则伤及肾阳。病至肝脾肾亏损阶段，病位较深，病情较重，此时的治疗当以扶正为主、祛邪为辅。但治疗中仍有许多矛盾之处：如滋补肝肾之精易阻滞脾胃；温阳不慎又加重伤阴；滋阴太过会助湿、伤阳等。周培郁教授认为，此阶段的扶正首先仍需顾护后天之本，使用补益药时尽量避免滋腻碍胃之品，使用清热利湿药时尽量选用甘寒而少用苦寒。其次在补肾阴、肾阳时，应抓住矛盾的主要方面，分清是以阴虚为主还是以阳虚为主。以阴虚为主时，在补阴的同时应适当加入一些补阳药；阳虚为主时，则应适当加入一些补阴药。此法一方面是运用阴阳互根的理论，使阴阳互生，即所谓善补阴者从阳中求阴，善补阳者从阴中求阳；另一方面，此法亦可避免因单纯补阴或单纯补阳导致一方偏盛而削弱另一方的情况。

医论医话

中医治疗慢性乙型肝炎浅谈

一、病因病机

（一）疫毒是乙肝的病因

疫毒具有传染性，其性质近似湿热，但与湿热有质的差别。湿热可以蕴毒，并为毒的滋生创造条件，且湿热为六淫之邪，脏腑皆可感之，并不局限于某一脏某一腑；而毒伏体内，直接入血，并著于肝。毒与湿热的反应症状有差异，毒在湿热良好的条件下反应可能明显，如黄疸、出血、发斑等；而湿热则不同，凡人体外受湿热或内蕴湿热，非黄即痹、非痛即麻，无症状者鲜有。乙肝患者虽经清热利湿治疗可能收效，但病邪难以尽除，毒伏血分，可经年不愈，而再次发作时又比初发既深且重，这些都与一般湿热不同。另外，乙肝感邪之众、发病之广、病状之相似，甚至"阖门相染"，这些特点均属疫病范畴。以其对人体危害之烈、病变之深，病因非疫毒莫属。

急性病毒性肝炎（以下简称"急性肝炎"），邪气初犯，病程较短，病理以邪实为主。疫毒病邪困遏脾胃，则运化不健、胃失和降；壅塞肝胆，则气失疏泄、胆汁泛溢，而出现一系列脾胃症状。急性肝炎预后大多良好，少数迁延反复，转为慢性肝炎。是否转为慢性肝炎，常跟疫毒的种类、邪气毒力的厚薄、患者正气的强弱及治疗是否及时妥当有关。湿热疫毒内侵，隐伏血分，逐渐造成机体气血失

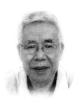

调和正气亏损，这是慢乙肝的基本病机。由于病情进展快慢不同和个体反应的差异，病程有早、中、晚之分，病变有轻、中、重之别，可引起临床非常复杂的证情变化。医者要仔细分析病情，找出主要矛盾进行处理。

（二）"毒"是乙肝发生发展的关键

乙肝是由于湿热疫毒之邪内侵，隐伏血分，逐步造成气血失和、正气亏损，以致发病。根据病程的不同时期，主要表现出毒、热、湿、瘀和正气不足等病理改变。而"毒"是病变的关键。不论在乙肝发病的早期、中期还是晚期，表现的都是毒邪毒害作用的结果。热邪、湿邪、瘀邪在乙肝发病过程中不是独立存在的，而是以热毒、湿毒、瘀血等形式出现。乙肝之"毒"在中医学上并不单纯指乙肝病毒，而有三方面含义：一是指病毒本身的毒性；二是指病毒产生的毒素；三是指其对机体产生的毒害反应。乙肝病毒有发热、蕴湿、生瘀的特性。肝为血海，当热毒羁于肝脏，则直入血分；毒热为阳邪，故肝阴受灼、肝阴亏损，则肝阳失潜，出现阴虚阳亢表现。肝肾同源，肝阴亏损渐及肾阴，日久肝肾之阴俱亏，形成肝肾阴虚。热毒伤阴，煎血灼津，阴失血稠则易出现血滞血瘀证，即《金匮要略·肺痿肺痈咳嗽上气病脉证治》所谓："热之所过，血为之凝滞。"毒易与湿合，湿羁留体内，脾阳脾气首受其害。脾主运化，升清降浊，得阳始运。倘若湿邪困阻脾胃，则造成脾失健运、胃失和降证候；湿毒困脾日久，出现脾虚，脾气虚则运化无力，出现湿滞和气血虚亏；湿毒日久，脾伤及肾，脾肾两虚，出现全身各脏腑功能衰退变化。毒

周培郁

17

易致瘀，无论热毒、湿毒都可产生瘀毒，表现为肝脾肿大、肝痣和肝掌，或青紫瘀斑、腹水，舌暗或绛，或致肝癌等。

总之，疫毒侵犯人体，由于体质类型的差别，引起的病理反应有三：一为热毒、湿毒、瘀毒的症状表现；二为脏腑功能失调；三是为人体正气不足。临床上往往某个时期或以病邪为主，或以正气不足为主，或以脏腑功能失调为主，但是其毒性表现贯穿于乙肝的整个疾病过程。当疫毒入侵机体，湿毒、热毒是直接毒害反应，出现瘀毒与正气受损是继发毒害反应。其经过是，当疫毒内犯血分，侵袭肝胆，蕴结脾肾，使肝胆失疏而气机升降出入不利；脾肾运化失常，水湿留滞，气血运行不畅，终致瘀毒发生和正气受损。一般来说，其热毒多偏肝胆，以血分病变为主；湿毒多偏脾胃，以气分病变为主；热毒病变急，湿毒变化缓；疫毒在侵袭机体的同时，影响血分，从而导致瘀毒的产生。

二、治疗

（一）治疗原则

慢性乙型肝炎（简称慢乙肝）最基本的病机是湿热疫毒隐伏血分，逐步造成气血失调和正气亏损。因此，祛邪、扶正、调理气血应成为慢乙肝的基本治疗原则。当然，这三方面并不是各占三分之一，而是要根据病程前后期、病变的轻重来辨证分析。所谓扶正，就是补其脏腑之不足，或促进脏腑功能活跃，以抗邪纠偏；涉及的脏腑有脾胃、肝胆和肾脏。祛邪是指祛除致病因子，不管是外邪还是脏腑内生邪气，都可使脏腑功能失调。用药考量应既具有中医辨证的特色，又具有现代药理学基础。在坚持辨证论治的前提下，借鉴西医学成果，如病原学、免疫学、病理学、影像学、分子生物学等，适当选用药物，以适应肝胆疾病某一环节的需要，能收到较好的疗效。

（二）辨证施治

　　慢乙肝可引起非常复杂的临床证情，不能一个法、一个方、一个药自始至终服用，坚持辨证施治才是提高肝病治疗效果的关键所在。疾病的发生、发展过程都具有阶段性规律，肝炎病毒感染人体后大致沿着"潜伏状态—急性发病—慢性过程—肝纤维化—肝硬化—肝癌变"这一过程发展。在上述不同的病理过程和临床阶段，分别有不同的病机和证候特点，治法与用药也因之而异。急性肝炎因其致病病邪的性质是湿热疫毒，故祛邪治疗首先要清热利湿、活血解毒。其中要以凉血解毒为重点，最好选用甘寒之品，甘可健脾、寒可清热，常用的有金银花、蒲公英、白花蛇舌草、土茯苓、紫草等。苦寒的药品虽能清热解毒，但多用会损伤脾胃，有时为了加强解毒的效果可加 1～2 味苦寒药同用。在清热解毒的基础上，为使邪有去路，配合使用通利二便的药物，如茵陈、车前草、白茅根、茯苓、萹蓄、泽泻、滑石、大黄等。由于肝血瘀滞是肝炎的一个重要病机，贯穿乙肝病程的始终，故活血化瘀十分重要。活血祛瘀以活血凉血药最佳，因为凉血活血药除能活血外，还能降低免疫反应的强度，抑制炎症反应，减少肝脏的病

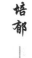

理损害。慢乙肝一般病程较长，病情错综复杂，临床表现很难以某一证型来概括，往往是两个或两个以上证型同时存在，故要多个证型合参。"有是证用是药"，根据临床见证的变化而不断进行调整，使处方与病情更为贴切。在整个治疗过程中，既要守方，又要依据病机的变化适时调整药味与剂量。因为病机决定疾病的发展、演变与结局，而证候是疾病过程某一时期、某一阶段的反映，是纵向病机的一个横断面，证候的变化是受病机制约的。慢乙肝的特点是湿热毒邪未尽、肝郁、脾肾气血俱虚。邪是残了，但仍未尽，要继续祛邪。在与病邪斗争的过程中，肝、脾、肾等脏腑受损，气血亏虚，故扶正补虚显得尤为重要。要根据临床上脏腑亏损情况和程度予以调补：湿困脾阳予以化湿健脾助运，用香砂胃苓汤化裁；脾虚者用香砂六君子汤、参苓白术散化裁；脾肾阳虚者健脾益气、温肾补阳，用保元汤合金匮肾气丸化裁；肝肾阴虚者宜养血柔肝、滋阴益肾，用一贯煎、六味地黄汤化裁；肝郁气滞者宜疏肝解郁、理气和中，用柴胡疏肝散化裁；肝郁脾虚者疏肝健脾、化湿畅中，用柴芍六君子汤化裁；瘀血阻络者宜活血化瘀、消积通络，用膈下逐瘀汤化裁。用药时要根据"虚者补之""留者攻之"的精神，做到选药准确，取得开郁而不烈、清热而不苦、化瘀而不猛、温补而不燥、甘凉而不腻、补虚而不滞邪、祛邪又不伤正的效果，酌情配合用药。

（三）对症用药

在坚持辨证论治的前提下，适当选用具有某些特定作用的药物以适应肝胆病某一环节的需要，既可能收到较好的整体疗效，又能对病变实质有较强的针对性，从而使治疗方法更加完善。

1. **降酶** 目前单独用于降酶的中草药有：五味子及人工合成五味子丙素过程的中间产品联苯双酯、垂盆草、水飞蓟、山豆根、苦参素、葫芦素和甘草系列制剂（强力宁、甘利欣、甘草酸）等。

急性肝炎主要因湿热疫毒遏阻所致，治疗应清热利湿解毒，以茵陈蒿汤为主。合并黄疸说明热毒重，故宜清解；无黄疸说明湿较重，故宜清利。慢性肝炎因病程有早、中、晚，病变有轻、中、重，证候复杂；如有转氨酶升高，根据不同的证型，可选用不同的法、方、药。

（1）肝经湿热 宜疏肝解郁、清热降酶，用化肝煎化裁。

（2）肝郁脾虚 宜疏肝解郁、健脾化湿，用四逆散合四君子汤化裁。

（3）湿毒留恋 宜利湿化毒，用黄连温胆汤、藿朴夏苓汤化裁。

（4）肝郁湿热夹毒 治宜清化湿毒兼和胃疏肝，药用茵陈、虎杖、白花蛇舌草、板蓝根、连翘、贯众、柴胡、郁金、土茯苓、车前草、金钱草、陈皮、厚朴、薏苡仁等。

（5）阴虚夹毒 治宜养阴柔肝、凉血解毒，药用生地黄、麦冬、玄参、赤芍、丹参、白芍、牡丹皮、酸枣仁、

周培郁

女贞子、板蓝根、虎杖、白花蛇舌草、小蓟等。

（6）血热血瘀夹毒 治宜凉血活血为主，佐以化瘀消癥，药用生地黄、麦冬、丹参、红花、郁金、五灵脂、蒲黄、小蓟、三七、蒲公英、败酱草、白花蛇舌草、牛膝、鳖甲、牡蛎等。

除了根据患者的全身情况进行辨证论治以外，同时还需要结合西医学有关研究指标辨因用药：①细胞通透性增强或反应性增强，长期有少量酶渗出者，可选用改变其全身反应性的药物，如牡丹皮、三七、徐长卿、夏枯草、龙胆、黄芩等。②肝细胞酸碱环境失调，影响了酶的释放（一般 pH 越高，酶的释放越多越快），可选用酸味敛肝的药，如五味子、山楂、山茱萸、木瓜、乌梅、白芍等。③免疫功能低下者选用改善免疫功能的药物。④乙肝病毒标志物阳性可试用虎杖、白花蛇舌草、败酱草、苦参、蜂房等。

此外，还有清热解毒利湿降酶、疏肝和胃利气降酶、清除过敏状态降酶和温阳益气降酶等方法。

2.调整白球蛋白比值 急性肝炎不会出现白球蛋白比值（A/G）降低或倒置，慢性肝炎中存在此表现。一是由于慢性肝炎时肝细胞受损，血清白蛋白合成降低；二是单核 – 巨噬细胞系统在慢性肝炎时呈增生反应，故 γ – 球蛋白含量升高。一般来说，A/G 倒置为肝脾受损的表现，临床可见于肝病的脾虚或肝虚、肾虚证候中。

（1）纠正低白蛋白

白蛋白轻度降低（低至 35g/L）：单用补益法，重用白术、黄芪、阿胶、首乌、熟地黄、女贞子以健脾滋肾生髓。

白蛋白中度降低（30～35g/L）：加服水牛角粉，每次 1.5g，每日 2 次。

白蛋白重度降低（<30g/L）：加服三七粉，每次 1.5g，每日 2 次。

在健脾、补肾、补肝之法中，健脾尤为重要，所谓"调补肝脾肾，脾胃是关键"。在应用调补方时（尤其对消化功能差者），须少佐理气消导之品，如陈皮、砂仁、焦山楂、焦麦芽、焦神曲、炙鸡内金等，补中寓通，使补而不滞、滋而不腻。通过健脾胃以充气血生化之源，补肝肾以培精血之本，常能使白蛋白升高、球蛋白降低，A/G 倒置得到纠正。

（2）降低球蛋白 球蛋白升高（主要是 γ−球蛋白）是机体免疫亢进的表现。γ−球蛋白增高的程度可评价慢性肝病的预后，它提示肝巨噬细胞功能减退，不能清除血循环中内源性或外源性抗原物质。

球蛋白增高患者，大都有血热血瘀证，当用清热、凉血、活血化瘀药物治疗，或以活血凉血清热药物为主组方。常用药物有当归、川芎、丹参、桃仁、红花、赤芍、牡丹皮、紫草、茜草、豨莶草、重楼等。

调整蛋白代谢常用的中成药：乌鸡白凤丸，每次 1 丸，每日 3 次；当归丸，每次 20 粒，每日 2 次；河车补丸，每次 1 丸，每日 2～3 次。

周培郁

23

还可用鳖甲、穿山甲、鸡内金、三七等分研末，每次3g，每日3次。

（3）常用方剂

益气活血汤：黄芪、白术、茯苓、丹参、泽泻、山楂、王不留行、虎杖、马鞭草、重楼、阿胶。

活血补肝汤：枸杞子、丹参、桑椹、黄芪、女贞子、小蓟、牡丹皮、桃仁、大枣、甘草。

复肝汤：黄芪、党参、白术、茯苓、丹参、当归、鳖甲、木香。

疏肝健脾汤：当归、白芍、柴胡、黄芪、党参、白术、茯苓、香附、木香、陈皮、半夏、焦山楂、焦麦芽、焦神曲等。黄芪、党参必重用，黄芪 30～40g、党参 15～24g。本方以疏肝健脾、益气扶正为主，故适用于肝郁脾虚、正气不足。其中当归、柴胡、白芍养血疏肝，黄芪、党参、白术、茯苓健脾益气，香附、木香，理气止痛，佐陈皮、半夏、焦山楂、焦麦芽、焦神曲以和胃消食。如有腹水兼伤阴者，润肺优于滋肾，上方去香附、木香，加用泽泻、猪苓、玉米须，重用沙参 30g、麦冬 15g 以滋润肺阴。

总之，促进肝脏合成蛋白的药物多以健脾、补气、补虚类药物及活血类药物为主，如人参、党参、黄芪、白术、怀山药、郁金、熟地黄、当归、灵芝、阿胶、肉桂、三七、水牛角、白芍、鳖甲等，根据临床证候选用。

（四）根据免疫学调控要求用药

慢乙肝患者存在免疫功能失调，主要表现为细胞免疫功能低下（尤其是 T 淋巴细胞）、体液免疫功能亢进及免

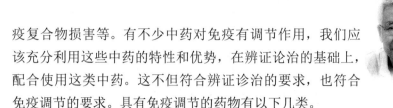

疫复合物损害等。有不少中药对免疫有调节作用，我们应该充分利用这些中药的特性和优势，在辨证论治的基础上，配合使用这类中药。这不但符合辨证诊治的要求，也符合免疫调节的要求。具有免疫调节的药物有以下几类。

1. 增强巨噬细胞吞噬功能的药物有白花蛇舌草、鱼腥草、金银花、重楼、山豆根、女贞子、穿心莲、鸡血藤等。

2. 增强 T 细胞功能的药物有黄芪、人参、党参、白术、茯苓、桑寄生、灵芝、薏苡仁、猪苓、淫羊藿、鹿茸等。

3. 增强 B 细胞功能、提高免疫球蛋白活性的药物有肉桂、仙茅、菟丝子、锁阳、黄精等。

4. 延长免疫球蛋白半衰期的药物有鳖甲、玄参、天冬、麦冬、北沙参等。

5. 促进淋巴细胞转化的药物有银耳、生地黄、阿胶、桃仁、蒲公英、紫花地丁、柴胡、黄柏、扁豆、黄连、白芍、桑枝等。

6. 抑制免疫功能的药物有牡丹皮、甘草、桃仁、龙胆、石见穿、连翘、川芎、赤芍等。

7. 清除免疫复合物的药物有生地黄、玄参、黄芩、桃仁、红花、川芎、益母草、地龙、甘草、石见穿、大黄、金银花、连翘、莪术、赤芍、牡丹皮、青蒿、丹参等。

慢乙肝的治疗，首要是清除疫毒（乙肝病毒）。乙肝病毒（hepatitis B virus，HBV）是疾病的启动因子，清除了它，疾病就能控制、治愈。但目前常用的干扰素、拉米夫定对乙肝病毒只能抑制，不能彻底清除复制的原始模板，即乙肝病毒的共价闭合环状 DNA（cccDNA）。所以一旦停药后，

周培郁

25

cccDNA 可重新作为 HBV 复制模板，进行逆转复制，造成病情复发。如果细胞免疫增强，能把 cccDNA 清除，病毒就会被彻底清除。例如临床湿热型病例，毒热俱盛，选用有清热解毒功效的金银花、蒲公英、白花蛇舌草等。从西医学角度看，这一类药可以提高吞噬细胞功能、抗病毒、抗菌消炎，不仅对早期邪重的病例合适，疾病后期仍有余邪残留者亦可适当酌情选用。又如黄芪、人参、党参、白术、茯苓等具有增强免疫功能作用，对于细胞免疫功能低下，辨证显现气虚、脾虚的患者很合适。对阳虚者可选用肉桂、仙茅、菟丝子、锁阳、黄精等，它们有增强 B 细胞功能、提高免疫球蛋白活性的作用。生地黄、白芍、丹参、当归、玄参、山茱萸、鳖甲、沙参、麦冬等养阴滋肾药，能延长免疫球蛋白的半衰期、降低球蛋白、纠正白球蛋白比例，可治疗阴虚血燥、肝肾阴虚的肝纤维化患者。牡丹皮、丹参、赤芍、桃仁、红花、白茅根都具有凉血活血、化瘀通络作用，它们能抑制免疫、促进免疫复合物的清除，适用于慢乙肝血热血虚者。因为这些患者多有 γ-球蛋白升高、肝纤维化指标上升及免疫复合物阳性，如果临床能够把辨证论治与免疫调控药物相结合，一定能取得更好的疗效。

免疫调控，不仅要求各种免疫细胞和免疫分子功能结合，还要求正负方面要平衡稳定。所以，免疫的调节治疗要重视双向调节，低下者要提高、太过者要抑制。例如，疫毒（HBV）入侵机体，机体奋起而抗争，发生免疫应答反应；结果清除病毒同时也发生了炎症反应，如发热、黄疸、乏力、纳呆、肝大、转氨酶升高等。这个反应要适度，过分强烈免疫炎症反应会引起机体自身固有细胞、组织和功能的损害，临床上会出现亚急性、急性重型肝炎。若此时能抑制免疫反应的强度是有很大益处的，而中药就有这样抑制免疫反应的作用。中药中具有凉血活血作用的赤芍、牡丹皮、郁金、连翘、紫草、鸡血藤、白茅根、茜草、大蓟、三七、墨旱莲等均可选用。此时应用凉血活血药，一可抑制过分强烈的免疫反应；二是预防瘀血，因为热在血分，血与热互结，极易成瘀。临床上，常用的中药免疫调节制剂有猪苓多糖、灵芝多糖、白芍多糖、虫草多糖等，它们能增强机体的免疫并对免疫功能双向调节，多与清热药、健脾益气药配合使用。

中医学组方历来注意君臣佐使的配伍原则，顾及药物之间的协同、反佐、增效、纠偏、减毒等相互作用，而不是单味药效的简单相加，免疫调节用药也如此。例如，黄芪可以提高免疫功能，而提升细胞免疫功能是我们治疗上的需要；但倘若同时体液免疫功能也提高了，就会加重临床症状和病理改变，出现鼻衄、头晕头痛、失眠、血压上升、γ–球蛋白升高、白球蛋白比值倒置、肝纤维化加重等不良反应。中医谓"气有余便是火"，此时在临证时配用牡丹皮、赤芍、白茅根、连翘等活血凉血药物，以免气旺生火，就能抑制体液免疫反应，使临床症状得到改善，从而达到治疗目的。除了免疫调节要注意药物的配伍以外，其他药物也要注意用药时维持机体阴阳、气血的平衡，如六味地黄丸的三补三泻、补中有泻、泻中有补，补血药常配

周培郁

泽兰、山楂等以免血充助瘀，补阴药常配茯苓、麦芽、神曲、鸡内金等以免滋腻碍胃。在用药中注意矛盾对立、相互制约的原则，就能纠正药物配伍上的偏差，更大地发挥药物的治疗作用。

（五）抗病毒治疗

为了在中草药中寻找抗肝炎病毒的药物，我国医药工作者进行了长期的探索，目前已有了一些突破性的进展。

1. 通过临床研究寻找抗肝炎病毒药

（1）从清热利湿药中寻找抗肝炎病毒药物　如茵陈、栀子、黄芩、苦参、龙胆、田基黄等。其中苦参提取物（苦参素）治疗慢乙肝，有抗病毒、降转氨酶、提升白蛋白及抗纤维化作用。

（2）从公认的抗病毒药中寻找抗肝炎病毒药物　从治疗其他病毒性疾病的有效中药中寻找抗肝炎病毒药物，如贯众、鱼腥草、升麻葛根汤（升麻、葛根、赤芍、甘草，治疗麻疹的有效方）。

（3）从清热解毒药中寻找抗肝炎病毒药物　如土茯苓、白花蛇舌草、虎杖、甜瓜蒂、蜂巢、苦味叶下珠等。其中苦味叶下珠对乙肝病毒的抑制作用为近10年来的热门议题。

（4）从抗肿瘤药中寻找抗肝炎病毒药物　乙肝是肝癌发病的一个主要因素，而中医学认为肝癌是毒瘀交结之病证。用某些治肿瘤的药物，如白花蛇舌草、重楼、半边莲、半枝莲、斑蝥等，治疗慢乙肝也收到一定的疗效。如用斑蝥治疗肝癌时，有的患者肝功能好转，有的病例 HBsAg

转阴。

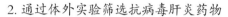

临床证明，中草药确有抗肝炎病毒的功能，需要我们去挖掘、去发现，并加以提高。

2. 通过体外实验筛选抗病毒肝炎药物

目前关于乙肝的实验研究出现了多元化探索的趋势，大致方法有以下几种。

（1）利用中草药直接作用于人体血清来筛选可抑制HBV 标本的药物。

（2）利用鸭乙型肝炎病毒复制复合体（DHBV RCs）筛选抑制 HBV 的中草药。

（3）利用体外细胞培养筛选抑制 HBV 的中草药。

（4）以嗜肝 DNA 病毒感染动物模型，评价中草药抗HBV 活性的效果。

通过实验试管内筛选、体外实验和动物实验，研究者发现了上百种有效药物。但临床实践发现，把实验证明有抑制肝炎病毒作用的药物罗列起来使用，并不能达到预期的效果。中医药治疗病毒性肝炎的优势在于辨证论治，应当从辨证论治结合名老中医经验、宏观辨证结合微观辨病、临床研究结合实验研究等方面去努力，开阔视野，活跃思维，多方位探讨和寻求抗肝炎病毒的新思路、新途径。

3. 目前用于抗乙肝病毒的中药制剂

（1）苦参素　从豆科植物苦豆子中提取分离的氧化苦参碱水溶液，其纯度在 98% 以上。在中药数千年的历史中，到目前为止只有 3 种中药的提纯达到了单体水平，分别是20 世纪 50 年代的黄连素、70 年代的青蒿素和 90 年代的氧

周培郁

化苦参碱（即苦参素）。据《本草纲目》记载，苦参性寒味苦，具有清热、解毒、祛风燥湿、杀虫、治遍全身风疹等作用。现代研究发现，苦参还具有抗乙型和丙型肝炎病毒、改善肝细胞功能、降酶、退黄、抗肝纤维化和免疫调节作用。临床用来治疗慢乙肝患者和合并肝纤维化的患者，可单独用也可与他药联合使用，疗效较理想。

（2）复方甘草甜素　甘草提取物主要成分之一的甘草酸（亦称甘草甜素）具有免疫调节作用，与半胱氨酸和甘氨酸配合成的复方制剂——复方甘草甜素（SNMC），临床可用于肝炎、人类免疫缺陷病毒感染的治疗；在"非典"流行期间，亦用于"非典"患者的治疗。临床上有的乙肝患者停用拉米夫定后复发，用复方甘草甜素也取得较好的效果。

对于中药抗病毒治疗要坚持辨证论治，总结名老中医的经验，利用现代科学技术，通过中西药物联合应用发挥协同效应，针对病毒复制的关键环节，寻找新型的抗病毒药物。

中医学认为，慢乙肝是由于有湿热特性的疫毒侵入人体血分，导致气滞血瘀，可见邪毒、瘀毒贯穿慢乙肝整个病程。邪毒入侵后引起机体各种失调性变化，其中以气血失调最为主要。邪留体内日久引起体内正气损伤，肝脾肾功能受损，最终造成肝硬化和肝癌。因此在治疗上，中医学主张要祛邪、扶正、调理气血，这跟西医学抗病毒、调整免疫功能、恢复肝脏病理损害（即护肝、降酶、退黄）和预防肝纤维化的慢乙肝治疗原则相吻合。治疗方面，要在辨证论治前提下配合使用某些特效的药物，辨证论治要与环节用药相结合，如与抗病毒的药物联用、与免疫调节剂的配合使用、与现代研究相结合。如患者为肝硬化之肝气郁结证，辨证用疏肝理气药，方用柴胡疏肝散，在理论上是无可厚非的；但肝硬化的病理基础为肝纤维化，而大多数疏肝理气药的抗肝纤维化作用较小。若根据中药药理学，适当加用丹参、赤芍、鸡内金、穿山甲、鳖甲、三七、汉防己等有抗肝纤维化功效的药物，则会提高疗效。在组方时还要注意，一张有效治疗肝炎的处方应该是扶正药、解毒药和调理气血药物的综合，而不是单独某一方面药物，这是中医辨证辨病施治的特点。

中医学对慢性乙型肝炎的认识

1.中医古代医籍对与慢乙肝相关病证的论述

古代医籍中虽无"肝炎"病名，但据西医学有关病毒性肝炎临床表现的论述，中医古籍中的许多病证与之有相似或吻合之处，诸如"黄疸""胁痛""癥瘕积聚""鼓胀""湿温""虚劳"等。由于相关的病证较多，特选关系最为密切的4个病证分述如下。

（1）黄疸　黄疸型肝炎以目黄、身黄、尿黄、倦怠嗜卧及肝脾胃不和、湿热内蕴的症状为主，与《素问·平人气象论》所载"溺黄赤安卧者，黄疸……目黄者曰黄疸"颇相类似。《金匮要略》和《伤寒论》对黄疸的病机、分类、临床表现及治法等有专论。从病机上，分为湿热发黄、

周培郁

火劫发黄、燥结发黄、女劳及虚黄等。其中强调了湿热发黄，认为"黄家所得，从湿得之"，以及"瘀热在里，身必发黄"。隋代巢元方的《诸病源候论·黄疸病候》进一步明确提出："黄疸之病，由脾胃气实，而外有湿气乘之，变生热……胃为水谷之海，热搏水谷气，蕴积成黄，蒸发于外。"在治疗方法上，《金匮要略·黄疸病脉证并治》指出"诸病黄家，但利其小便"，拟定"黄从小便去"为湿热黄疸的基本治法。其代表方剂如大黄硝石汤、栀子大黄汤为治疗热重于湿者；茵陈五苓散为治疗湿胜于热者；茵陈蒿汤则为湿热俱盛而设。除上述医家已指出的黄疸与湿、瘀、热的关系之外，更有将黄疸与"天行"联系起来的观点。例如，晋代葛洪称"天行发黄"；唐代孙思邈谓"凡遇时行热病，多必内瘀着黄"；隋代巢元方还指出黄疸的病因为"热毒所加"。这说明我国古代医家不仅已认识到黄疸具有流行性，而且也认为它们与"毒邪""热邪"有关。

（2）胁痛 胁痛是肝炎的主证之一。中医学认为两胁为肝之分野，肝之经络布于两胁。因此，胁痛在古代医籍中是反映肝病的重要病证之一。《素问·脏气法时论》指出："肝病者，两胁下痛引少腹。"《素问·刺热》云："肝热病者，小便先黄……胁满痛。"《诸病源候论·胁痛候》指出："邪客于足少阳之络，令人胁痛，咳，汗出。阴气出于肝……胁下如刀刺。"《类证治裁·胁痛论治》谓："肝脉布胁，胆脉循胁……故胁痛皆肝胆为病。"由此可知，古人根据胁与肝胆经脉循行的关系和临床症状，认为胁痛主要病在肝胆。至于治肝之法，《内经》中大略有甘缓、辛散、

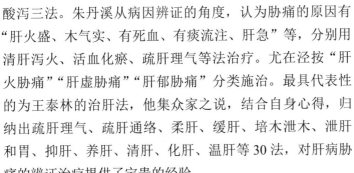

酸泻三法。朱丹溪从病因辨证的角度，认为胁痛的原因有"肝火盛、木气实、有死血、有痰流注、肝急"等，分别用清肝泻火、活血化瘀、疏肝理气等法治疗。尤在泾按"肝火胁痛""肝虚胁痛""肝郁胁痛"分类施治。最具代表性的为王泰林的治肝法，他集众家之说，结合自身心得，归纳出疏肝理气、疏肝通络、柔肝、缓肝、培木泄木、泄肝和胃、抑肝、养肝、清肝、化肝、温肝等30法，对肝病胁痛的辨证治疗提供了宝贵的经验。

（3）癥瘕积聚　癥瘕积聚也是反映肝炎的临床主证之一，以慢性肝炎及肝硬化者为重。古代医籍对瘀血癥积的论述甚丰，在《内经》中已经认识到外伤、受寒、情志不畅及病情久羁均可造成瘀血和癥瘕积聚。如《素问·调经论》谓"寒独留，则血凝泣"；《素问·生气通天论》谓"大怒则形气绝，而血菀于上"；《素问·痹论》谓"病久入深，营卫之行涩，经络时疏，故不痛"；《灵枢·水胀》谓"恶血当泻不泻，衃以留止"，即指出腹中积聚的成因；《素问·举痛论》谓"经脉流行不止，环周不休，寒气入经而稽迟，注而不行……故卒然而痛"。《伤寒论》列出"瘀血""蓄血""血结"等病证，并开始用活血化瘀法治疗各种瘀血、癥瘕积聚之证，如桃红承气汤、抵当汤、桂枝茯苓丸、大黄䗪虫丸、鳖甲煎丸等，开创了后世活血化瘀消癥法的先河。清代王清任著《医林改错》对此尤有发挥，他提出的补气活血化瘀法弥补了前人治法上的不足，其代表方为补阳还五汤。

（4）虚劳　虚劳又称虚损。急性肝炎受体质因素、治

周培郁

33

疗失当及摄养失宜等因素的影响，病情迁延转为慢性，逐渐出现脏腑阴阳气血的亏损，如精神倦怠、虚弱无力、头晕目涩、纳少、腰酸腿软等症状，符合虚劳的表现。如《素问·通评虚实论》谓"精气夺则虚"；《素问·玉机真脏论》谓"脉细，皮寒，气少，泄利前后，饮食不入，此谓五虚"。《素问》还提出了"虚则补之""劳者温之""损者益之"及"形不足者，温之以气；精不足者，补之以味"等补益原则。《难经·十四难》进一步按五脏功能特点提出："损其肺者，益其气；损其心者，调其荣卫；损其脾者，调其饮食，适其寒温；损其肝者，缓其中；损其肾者，益其精。"张仲景则在《金匮要略》中立"虚劳"专篇进行论述，列举了本病的脉因证治，包括亡血失精、阳虚寒胜、阴虚阳浮及风气百痰、瘀血内结等，在病机上重视五脏虚损，立法上强调甘温扶阳。此后，历代医家不断增入新的内容，许多方面与慢乙肝的临床症状是相似的。例如，《诸病源候论》提出"五劳六极七伤"，"谷劳"则"脾胃虚弱，不能传消谷食，使脏腑气痞塞，其状：令人食已则卧，支体烦重而嗜眠是也"。《中藏经·劳伤论》谓："起居过常则伤肝……邪乃深藏，真气自失。使人肌肉消，神气弱，饮食减，行步艰难。"《古今医统大全·痨瘵门》谓："劳于肝者，则怒多而火盛，泪外泄而目昏，或胁刺痛，筋急不能久立远行。"凡此所载均指出邪气久羁于肝、阴阳气血亏损的共性，与慢性肝炎缠绵反复、久治不愈、正气削弱之病机吻合。在虚劳治疗上，李东垣擅长甘温补中，治从脾胃；朱丹溪以滋阴降火、补益肝肾见长。从先天和后天论治，恰好把握了治疗虚劳的两大法则。

2. 中医学对慢乙肝病因病机的认识

综合古代中医学典籍中有关慢乙肝的论述，以及目前各中医学家对慢乙肝的认识，慢乙肝的病因病机归纳如下。

（1）湿热疫毒是慢乙肝发生发展的始动因素 疫毒是慢乙肝的根本病因，是一种具有流行性、传染性强或极强的致病邪毒。其特点是发病急骤、病情重笃、症状相似。《素问·刺法论》说："五疫之至，皆相染易，无问大小，病状相似。"《诸病源候论·温病令人不相染易候》说："人感乖戾之气而生病，则病气转相染易，及至灭门。"因此，疫病之气是中医学对各种传染性疾病病因的共同认识，对慢乙肝的病因认识也是基于这一点。中医学将疫毒的性质主要归之为湿热之邪，为外感而来。湿性黏滞，胶着难解；湿邪易伤阳气，影响脏腑的气化功能，使湿邪更难以清除，导致疾病的慢性化。因此，清热利湿解毒就成为治疗慢乙肝的基本大法。

（2）脾不健运是慢乙肝的重要内因之一 中医学认为，正气不足是慢乙肝发病的内在原因，正如《素问·刺法论》中所说："正气存内，邪不可干。"外部条件虽是必不可少的一个方面，但更重要的是人体内部因素，即所谓"邪之所凑，其气必虚"。脾属土，为后天之本，主运化水谷精微，为气血生化之源，又为气机升降之枢纽。脾胃功能正常，气血充盈，气机升降如常，则可有效地防止湿热疫毒的侵袭。反之，则使气血生化乏源，机体的抗病能力下降，易感受湿热疫毒。脾又主水湿，脾虚则致水湿内停，内湿、

周培郁

35

外湿同气相求，更加易使湿热为患。薛生白在《湿热病篇》中说："太阴内伤，湿饮停聚，客邪再至，内外相引，故病湿热。"陈复正在《幼幼集成·黄疸证治》中亦说："脾土强者，足以捍御湿热，必不生黄，惟其脾虚不运，所以湿热乘之。"可见，脾虚在慢乙肝发生之初就存在。另外，由于肝脾在生理病理上的密切联系，决定了肝病时脾土最易受病，导致肝郁脾虚，所谓"见肝之病，知肝传脾"；脾虚又易致肝木乘脾，所谓"土虚木贼"。因此，健脾就成为治疗慢乙肝的重要法则之一。

（3）肝肾亏损是慢乙肝发展的必然结果　慢乙肝一般初病在肝，继则传脾，后则及肾，最终导致肝脾肾俱虚。肝肾同居下焦，肝藏血、肾藏精，精与血可以相互滋生，故有"精血同源"之说。肝肾的关系密切，在病理上亦相互影响，肝不藏血，血不化精，可致肾精亏损。肝肾的关系也表现在水液代谢方面：在肝病后期，由于肝阴不足，日久及肾，导致肝肾两亏，肾精不足，气化无能，则小便不利，又使腹水加重，形成难治性腹水或肝肾综合征。另外，肝病传脾，脾失运化，后天失养亦可损及先天：湿热内蕴或肝气郁结均可化火化燥，内灼肝肾之阴；湿为阴邪，易损耗阳气，或清热利湿太过，亦可损伤肾阳。慢乙肝病久，除了常见两目干涩、头晕耳鸣、潮热、腰膝酸软、畏寒肢冷之外，往往还与气滞、血瘀、湿热、脾虚等证候兼杂在一起，提示肝肾亏损之结局是病理因素长期为患、正邪相争两败俱伤的结果。因损及根本，故疾病至此阶段恢复较困难。

（4）气滞血瘀贯穿慢乙肝的始终　脾为后天之本，主生化气血，为统血之脏；肝主疏泄，为藏血之脏。两者与气血的生化、运行及调节有密切关系。气滞的产生，多因湿热等因素阻滞气机，慢性肝病的患者尚与正气不足、无力推动有关。肝失疏泄则气机不畅、血行不利，致瘀血内生。脾失运化则气血乏源，"气为血之帅"，气虚无力运血，使之停留为瘀，血虚亦可造成血瘀；脾失统血之职，血不循经，离经之血则为瘀血。另外，"久病入络"亦为瘀血成因之一。即使急性肝炎亦存在"瘀血"的现象，早在《金匮要略》就有瘀热于里、身必发黄之说。总而言之，慢乙肝从早期就会影响气血的正常功能，而到了慢乙肝后期，瘀血的症状尤为明显，表现为面色暗紫甚至青紫色、两胁刺痛且痛处固定，或皮肤有蛛丝纹缕、朱砂掌，或胁下有积块，或腹大如鼓等。现代研究表明，慢乙肝患者均有不同程度的微循环障碍，肝血流图显示肝内动脉系统循环血量减少，伴有不同程度的肝纤维组织增生。近代中医学家在前人的基础上提出"气滞血瘀是慢性肝病的基本病理变化"之说，认为活血化瘀应贯穿于病毒性肝炎的整个治疗过程，认为此法有调整免疫、改善肝功能和抗肝纤维化等作用。

慢性乙型肝炎的中西医比较

1. "肝"的概念及生理功能的异同

中医学藏象理论主要来源于三方面：其一是解剖观察；

周培郁

其二是生理病理观察及治疗学反证；其三是阴阳五行学说渗透。所以，在此基础上构筑的中医学"肝"的概念具有与西医学不同的特点，具体表现为以下几个方面：中医学以整体、动态、联系的观点看待事物，反映在人体，它强调人体各组成部分结构上下不可分割、功能上彼此协调、病理上互相影响。中医学"肝"非指单独一脏，而是肝系统的总称。在这个系统中，肝脏为核心，胆、目、筋、爪等是与之密切关联的组织器官。它们通过经络、结构、生理、病理上的联系共同构成完整的有机体。作为一个功能集合，中医学"肝"具有主疏泄、主藏血的功能。此外，它的功能体系还同时涉及肝与目、肝与爪、肝与筋、肝与胆、肝与怒等多种关系，体现了功能的联系和形神的统一。中医学脏器概念具有整体性、模糊性的特点。西医学认为人体多遵循"结构性原则"，故人体相关概念以解剖形态学为基础，以结构来界定功能。以肝脏而言，其结构是确定的，功能便围绕结构展开，逐层深入，从生理学、生物化学等微观研究中，发现肝脏具有代谢、解毒、内分泌、消化等功能。因此，西医学脏器概念具有单一性、具体性的特点。

中医学认为，肝主疏泄，具有调畅人体气机、促进脾胃运化、调畅精神情志、影响胆汁的分泌与排泄等功能。此外，肝还有贮藏血液、调节血量、收摄血液三方面作用。中医学理论体系的"肝"是由"肝体"和"肝用"两个相互依赖和相辅相成的方面所构成。肝体是指肝脏器官本身，是肝脏进行一切生理活动的物质基础。肝用是指肝脏正常生理活动表现，又是肝体得以正常存在的动力和条件。肝以阴血为体，以阳为用，故曰"体阴而用阳"。只有肝体正常、阴血充足，才能发挥藏血和调节血量的功能；只有肝用正常，才能发挥正常疏泄功能。现代研究认为中医学"肝"涉及了西医学神经、消化、循环、血液、运动等多系统功能。西医学肝脏是一个代谢器官，人体内糖类、脂肪、蛋白质、维生素、激素、胆红素、药物及其他毒物的代谢均在肝脏内完成。肝脏又是人体最大的消化腺，能分泌胆汁，合成消化酶以助消化。此外，肝脏为人体一大储血库，整个肝脏连同门脉系统，可容纳全身血容量的50%。肝脏内储存有铁、铜、维生素 B_{12}，还能合成血浆蛋白、凝血因子，故具有间接造血、凝血的作用。近年研究发现，肝脏还是一个内分泌器官，能分泌多种激素及其类似信息物，对其他靶组织具有广泛调节作用。

2.肝病概念之异同

中医学肝病是以肝脏功能失调、肝经循环部位病变为主要表现的一类病证。由于肝气易郁、易逆、易亢的特性和肝经循行部位的复杂性，决定了肝脏一旦受邪则病证多变。肝脏病变涉及身体多个部位，其范围之广、病种之多高居五脏之首。西医学肝病建立在病理解剖分类法的基础上，限于器质性疾患范围内，常见有急慢性肝炎、肝硬化、原发性肝癌、脂肪肝等。中医学所指的"肝病"如肝郁、肝火、肝风、肝阳上亢及肝血不足等，与西医学所说的"肝炎"有所不同。上述的中医学"肝病"，部分与肝实质器官病变有关，大多数情况下涉及西医学消化、血液、

周培郁

神经、内分泌等多方面疾病的内容。西医学所称的"肝炎"与中医学"肝病"的概念既有联系又有区别,"肝炎"不单纯是肝的疾病,而与中医学的脾、肾等脏也密切相关。弄清以上关系可以避免因中西医学提法不同而造成的混乱,且有助于对中医辨证施治方法的理解。依照1991年12月中华中医药学会内科分会肝胆病专业委员会(现为中华中医药学会肝胆病分会)拟定的试行标准,慢性肝炎的辨证分型可分为湿热中阻、肝郁脾虚、肝肾阴虚、瘀血阻络、脾肾阳虚等五型。除脾肾阳虚以外,其余四型或从肝辨证,或辨证与肝有关,说明慢性肝炎基本可从中医学肝脏辨证施治。

慢性乙型肝炎治疗经验撷要

1. 概述

根据中国古代医籍中与慢乙肝相关疾病,如黄疸、胁痛、鼓胀、虚劳等的论述,并结合慢乙肝的常见症状,如口干、口苦、舌苔黄腻、小便黄甚至黄疸,通过辨证求因,周培郁教授认为湿热与慢乙肝的临床症状密切相关,是慢乙肝发生的起始因素。一般来说,内生湿热所致的湿热证不会形成具有传染性的病毒性肝炎,结合西医病因学的认识,慢乙肝所表现的湿热,应为外感之湿热疫毒。疾病的发生发展中,外部条件是必不可少的方面,但更重要的是人体内部因素,即所谓"邪之所凑,其气必虚"。薛生白在《湿热病篇》中说:"太阴内伤,湿饮停聚,客邪再至,内外相引，故病湿热。"陈复正在《幼幼集成》中亦说："脾土强者，足以捍御湿热，必不生黄，惟其脾虚不运，所以湿热乘之。"可见，脾虚不运在慢乙肝发生之初就已经存在，是慢乙肝发生的重要内在因素。湿性黏腻，胶着难解，易阻滞气机，造成肝气郁滞。肝主疏泄，为藏血之脏；脾主运化，为气血生化之源。肝脾两脏功能受损，易造成气血功能失调，形成气虚、血虚及气滞血瘀。湿为阴邪，易损伤人体阳气，影响脏腑气化功能，使湿邪更难清除；湿郁化热，又伤人体阴津。慢乙肝日久，正邪相争，最终损及人体阴阳的根本——肾，造成正邪两伤的局面。因而，周培郁教授认为慢乙肝的病机特点为"湿热羁留邪未尽，肝郁血瘀脾肾虚"。故组方要以扶正、祛邪、调理气血为原则。

2. 抗病毒与活血化瘀贯穿治疗全过程

西医学认为，慢乙肝主要是由于感染乙型肝炎病毒之后引起的免疫应答或免疫耐受的结果。乙型肝炎病毒十分顽固，可稳定地存在于肝细胞内，不易被清除。结合前文中医学对慢乙肝病因的认识，可将乙肝病毒与"湿热疫毒"相联系，病毒清除，则疾病自愈；病毒不能清除则疾病迁延、反复。因此，周培郁教授认为抗病毒是治疗慢乙肝的关键，需将此原则贯穿整个治疗过程。目前，中医药在抗乙型肝炎病毒方面尚无特效，故在治疗中除选用清热解毒利湿的中药之外，还要尽量选用有确切抗病毒疗效的药物，如干扰素-α、拉米夫定、苦参素等。另外，因慢乙肝在发病初已损及肝脾，而肝脾的生理功能与气血密切相关，故发病初气血的正常功能即会受影响。如肝气郁结，气滞则

周培郁

血瘀;脾虚致气虚,气虚无力运血则致血瘀;脾虚气血生化乏源,血虚可致瘀。另外,湿邪易伤阳气,血失温煦亦可致瘀。已有研究表明,慢乙肝患者均存在不同程度的微循环障碍,并伴不同程度的肝纤维组织增生。特别是慢乙肝日久,"久病入络",临床上常可见面色黧黑、两胁刺痛且痛处固定、舌质紫暗、皮肤有蛛丝纹缕、胁下有积块或腹部胀大如鼓等一派血瘀的症状。因而,周培郁教授在整个治疗过程中亦十分强调活血化瘀,认为此法能阻止病情的进一步加重,且能推陈致新。

3. 重视补脾在治疗慢乙肝中的地位

如前所述,脾失健运在慢乙肝发生之前就已经存在,且是感受湿热的内在因素。湿热疫毒侵入人体之后,多会影响肝胆气机的疏泄,表现为肝胆湿热或肝气郁结。木亢则侮土,脾胃功能进一步受到抑制,脾虚的症状会表现得更明显,如纳呆、乏力、腹胀脘闷、便溏等。《金匮要略·脏腑经络先后病脉证》明确指出:"见肝之病,知肝传脾,当先实脾。"周培郁教授认为此意就是指肝病治脾,能防止病情进一步发展,是治疗肝病的关键所在。脾属土,主运化水湿,脾土强则可协同清热利湿药物的作用,加速体内湿热的排出;脾为后天之本,主生化气血,气血足则机体抗病力强,可加强抗病毒药物清除病毒的作用。另外,清热解毒利湿的中药多为苦寒之品,本身也易损伤脾胃。因此,培补脾胃也成为减少清热解毒利湿药物副作用的必要措施。总之,脾虚在慢乙肝的发生发展中是一个关键因素,补脾也就成为治疗慢乙肝的重要法则之一。

4. 扶正理论在中、晚期治疗中的应用

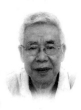

慢乙肝一般病初在肝脾，后期及肾，最终至肝肾俱虚。肝肾同居下焦，肝藏血、肾藏精，肝之阴血要靠肾精的滋养，肾精也需肝血的充养，精血相互滋生，故有"肝肾同源"之说，肝不藏血可致肾精亏损。肾为先天之本，脾为后天之本，后天之本失养，气血亏虚日久亦可损及先天。湿热内蕴可化燥化火，消耗肝肾之阴；湿为阴邪，易损耗阳气，久则伤及肾阳。病至肝肾亏损阶段，病位较深，病情较重。此时的治疗，当以扶正为主，祛邪为辅，但治疗中仍有许多矛盾之处。如滋补肝肾之精易阻滞脾胃；温阳不慎又加重伤阴；滋阴太过会助湿、伤阳等。因此，周培郁教授认为，在此阶段的扶正，首先仍需固护后天之本。使用补益药时尽量避免滋腻碍胃之品，使用清热利湿药时尽量选用甘寒而少用苦寒。其次在补肾阴、肾阳时，应抓住矛盾的主要方面，分清是以阴虚为主还是以阳虚为主。以阴虚为主时，在补阴的同时，应适当加入一些补阳药；阳虚为主时，则应适当加入一些补阴药。此法一方面是运用阴阳互根的理论，使阴阳互生，即所谓善补阴者从阳中求阴，善补阳者从阴中求阳；另一方面，此法亦可避免因单纯补阴或单纯补阳而出现一方偏盛削弱另一方的情况。慢乙肝是世界公认的疑难病症之一，其致病原因单一，但临床表现却因人而复杂多变。治疗原则虽不烦琐，但临床具休应用时却不尽相同。

周培郁教授认为在治疗该病时，应坚持中医辨证论治，并在此基础上结合西医学的诊疗方法。因中医辨证治疗能对机体的不同情况进行系统全面调节，充分调动机体内在的抗病能力；而西医治疗针对性强，可直接作用于致病因素。因此，中西医结合的疗效优于单纯的中医或西医治疗。

论肝脏的生理特点

肝位于腹部，横膈之下，右胁下而偏左，为五脏之一，与胆、目、筋、爪等构成肝系统。早在《内经》中对肝脏的生理、病理已有了较为系统的论述，此后经历代医家不断补充和发展，形成了肝系统的完整理论。其主要生理功能为主藏血和主疏泄；生理特性为肝为刚脏，主升发、主动，体阴而用阳。

一、肝的解剖

（一）肝的位置

肝位于膈下，腹腔之右上方，右胁之内。《内经》对肝脏的位置已有了一定的了解。《灵枢·五色》曰："阙……直下者，肝也。"这里"阙"指的是胸廓，"直下"即指季胁部。《灵枢·本脏》曰："广胸反骹者肝高，合胁兔骹者肝下……膺腹好相得者肝端正，胁骨偏举者肝偏倾也。"已认识到肝脏位置和胸廓的发育形态有关。元代滑寿在《十四经发挥》中指出："肝之为脏……其脏在右胁右肾之前，并胃著脊之第九椎。"说明中医学已正确地认识到了肝脏的具体部位。

（二）肝的形态结构

肝为分叶脏器，左右分叶。我国古代医家对于肝分叶情况的描述，有不确切之处。《难经·四十一难》曰："肝独有两叶。"《难经·四十二难》曰："肝重二斤四两，左三叶，右四叶，凡七叶。"记载了肝脏的形态、重量。王九思在《难经集注·脏腑度数》中指出："肝者据大叶言之，则是两叶也。若据小叶言之，则多叶矣。"此描述接近于肝的表面分叶为左右两叶、内部分叶为五叶的实际解剖结构。

二、肝的生理功能

（一）主疏泄

疏，《说文》释为"通"，即疏导、开通之义。泄，即升发、发泄之义。肝主疏泄，是指肝具有疏通、调畅全身的气机，使之通而不滞、散而不郁的作用。肝主疏泄是保证机体多种生理功能正常发挥的重要条件。其生理作用可表现在以下几个方面。

1. 情志方面　情志活动主要是心神的功能，神是以精、气、血等物质为基础的，但也与肝的疏泄功能密切相关。清代叶天士在《临证指南医案》中指出"恼怒肝郁"；"气郁不舒，木不条达"；"悒郁动肝致病……疏泄失职"，比较明确地论述了精神刺激与肝主疏泄的关系。肝主疏泄之所以影响情志活动，是由于正常的情志活动主要依赖于气机舒

45

畅、气血调和，而肝的疏泄功能可直接影响气机的运行。

2. 消化方面　肝主疏泄于消化方面的影响，主要从两个方面来理解。

（1）对胆的影响　肝胆相连，胆内贮胆汁，胆汁又称"精汁"。《灵枢·本输》称胆为"中精之腑"，孙思邈《备急千金要方·胆腑脉论》也说："胆腑者主肝也，肝合气于胆。"胆汁来源于肝，为肝之余气所化，其藏于胆囊，再注入肠内参与消化作用；而胆汁的泄注，有赖于气机的调畅。因此，胆汁的形成、分泌与排泄均取决于肝主疏泄的功能。胆汁又与食物的消化有直接关联：若肝疏泄如常，则胆汁排泄通畅，有助于饮食的消化吸收；若肝失疏泄，影响胆汁的分泌与排泄，胆汁量少而稠，排泄不畅，临床上易出现胁下胀痛、口苦、厌食，厌油腻，甚至黄疸等症。

（2）促进脾胃的运化功能　肝的疏泄功能可以调畅气机，若肝的疏泄功能正常，全身气机疏通畅达，有助于脾升胃降和两者之间的协调。只有在脾气主升、胃气和降的情况下，清气才得以上升，浊气才得以下降，水谷精微才能吸收转输于全身，将残余糟粕下传大肠，排出体外。所以说，肝之疏泄实为保持脾胃正常消化功能的重要条件。肝的疏泄异常，就会影响脾的升清功能，在上为眩晕，在下为飧泄；若影响胃的降浊功能，在上为恶心、呕吐、嗳气，在中为胃胀、胃痛，在下为便秘。正如《素问·宝命全形论》所说："土得木而达。"《血证论·脏腑病机论》也说："木之性主于疏泄，食气入胃，全赖于肝木之气以疏泄之，而水谷乃化；设肝之清阳不升，则不能疏泄水谷，渗泻中满之证，在所不免。"

3. 气血、津液方面

（1）气机运行方面　五脏六腑的功能活动全赖于气的升降出入运动，而气的升降出入又有赖于肝的疏泄功能来调节，才能保持其平衡协调。其疏，可使气的运行通而不滞；其泄，可使气散而不郁。气机调畅则身体机能平衡，病无从生，人体就健康。正如《素问·举痛论》所说："百病生于气也。"清代周学海在《读医随笔·平肝者舒肝也非伐肝也》中亦有云："医者善于调肝，乃善治百病。《内经》曰：升降出入。又曰：疏其气而使之调。故东垣之讲胃气，河间之讲玄府，丹溪之讲开郁，天士之讲通络，未有逾于舒肝之义者也。"可知肝失疏泄致百病，而善于调肝，使肝之疏泄如常，亦能治百病。

（2）血液运行方面　气为血之帅，气能行血、摄血、生血。唐容川在《血证论·阴阳水火气血论》中云："运血者即是气。"又在《血证论·脏腑病机论》中云："肝主藏血，血生于心。下行胞中，是为血海。凡周身之血，总视血海为治乱，血海不扰，则周身之血，无不随之而安。肝经主其部分，故肝主藏血焉。至其所能藏之故，则以肝属木，木气冲和条达，不致遏郁，则血脉得畅。"《素问·五脏生成》篇王冰注曰："气行则血流。"《薛氏医案·求脏病》说："肝气通则心气和，肝气滞则心气乏。"肝之疏泄如常，能辅助心气的鼓动，使血行有力，运行畅通无阻，不致血瘀。若疏泄失调，气机紊乱，或气滞不畅，血瘀不行，输布失常，导致血行不畅而瘀阻，则症见胸胁刺痛、积聚等；

周培郁

47

若气乱无序，血不循经，则可导致各种出血证。

（3）水液代谢方面　水液的运行是肺、脾、肾、三焦及膀胱共同活动的结果，但也离不开肝的疏泄功能。因水之运行全赖于气，气机畅则津液输布也随之畅通无阻。肝主疏泄是三焦气机之枢，肝气能疏泄三焦水道；若肝失疏泄，气机郁滞，三焦水道不利，可致津液的输布代谢障碍。或聚而为痰，痰气交阻于咽喉，而成"梅核气"；或停蓄于局部，而为痰饮、鼓胀、癃闭；或泛溢于肌肤，而为水肿。正如《素问·大奇论》所云："肝满肾满肺满皆实，即为肿……肝雍，两胠满……不得小便。"《金匮要略·水气病脉证并治》亦说："肝水者，其腹大，不能自转侧，胁下腹痛。"清代张志聪在《黄帝内经素问集注·刺疟》中曰："肝主疏泄水液，如癃非癃，而小便频数不利者，厥阴之气不化也。"又在《黄帝内经灵枢集注·杂病》中谈到："肝主疏泄，小便不利者，厥阴之气逆也。"以上都是论述因肝疏泄不利而引起水液代谢障碍的病证。

4.调节生殖　肝主疏泄与男精、女经等生殖机能亦有密切关系。《临证指南医案·调经》指出："女子以肝为先天。"冲为血海，任主胞胎，冲任二脉与足厥阴肝经相通，隶属于肝。女子的经、孕、产、乳功能全依赖于肝的藏血与疏泄，肝之疏泄功能正常则气血通畅，冲脉之气旺盛，血海充盈，才能经期正常、经行通畅，在孕期则胎儿有所养。而气血上行能促进乳房发育，产后则化生乳汁。肝失其疏泄，则气血失调，冲任失司，血海蓄溢失常，故行经先后不定期，经量或多或少，甚则崩漏。气郁则血行瘀滞，冲任失畅，故经色暗红、经行不畅；若血行不畅，不通则痛，则见经来腹痛，甚则胞脉阻塞，可发为经闭；若肝气郁结，气滞于肝经，因肝之经脉布于胸胁过小腹，加之经前或经期冲脉气盛，两因相合，则影响冲任气血流畅，致使肝之经脉塞滞，可见经前、经期乳胀。在男子方面，主要体现于排精，这正是朱丹溪"司疏泄者肝也"之本义。《灵枢·经脉》曰："肝者筋之合也，筋者聚于阴器。"足厥阴肝经绕阴器，阴器（特别是指男性的前阴）又称宗筋，乃筋之所聚。男子之精闭藏于肾，疏泄于肝，肝肾协调则精液排泄通畅有度。若疏泄不利，则阳痿不能射，或遗精滑精，或阳强不泄等。正如《杂病广要·阴痿》曰："阴痿皆耗散过度，伤于肝筋所致。经云足厥阴之经，其病伤于内则不起是也。"

总之，肝主疏泄的实质在于保持全身气机的流畅，调节人体精、气、神、血、水的正常运转，肝之疏泄正常与否影响五脏六腑的机能、情志的调畅、生殖的发生等诸多方面。

（二）主藏血

《内经》已认识到肝具有藏血的功能。《灵枢·本神》曰："肝藏血，血舍魂。"《素问·五脏生成》曰："故人卧血归于肝，肝受血而能视，足受血而能步，掌受血而能握，指受血而能摄。"至元代医家罗天益在《卫生宝鉴》中明确提出"肝摄血"之说。由此可见，肝藏血的生理作用可概括为贮存血液、调节血量、收摄血液三个方面。

1. 贮存血液　血液来源于水谷精微，生化于脾而藏受于肝。从《内经》提出"肝藏血"之后，后世医家多宗此说。《玉机微义》认为血"藏受于肝"，《保婴撮要》认为血"藏纳在肝"，《严氏济生方》将肝喻为"血之府库"，明代李梴的《医学入门》称"肝为血海"，清代柯琴在《伤寒来苏集》中说"血室者肝也"，故肝有"血库""血室""血海"等称谓。清代、民国时期的一些医家，运用解剖学手段证实了"肝为藏血之脏器"，如恽铁樵在《生理新语·躯体各部之名色》中说："惟其含血管丰富，故取生物之肝剖之，几乎全肝皆血……故肝为藏血之脏器。"肝内贮存一定的血液，既可以濡养自身，还可以制约肝的阳气，维持肝的阴阳平衡、气血和调。如果肝不藏血，不仅会出现肝血不足，而致机体各部分得不到足够的血液营养；还会出现阳气升腾太过，导致肝阳上亢、肝火上炎、肝风内动等，甚至还会导致出血。

2. 调节血量 《素问·五脏生成》指出："人卧血归于肝，肝受血而能视，足受血而能步，掌受血而能握，指受血而能摄。"唐代王冰在《重广补注黄帝内经素问·五脏生成》中注曰："肝藏血，心行之，人动则血运于诸经，人静则血归于肝。"肝调节血量的认识来源于此。在安静情况下，人体各部分的血液量是相对恒定的，但亦常受人体活动、情绪变化或气候环境等因素影响，进行自我调节。当机体剧烈活动或情绪激动时，人体各部分的血液需要量会相应地增加，于是肝脏所贮藏的血液向机体的外周输布，以供机体活动的需要。当人们在安静休息及情绪稳定时，由于全身各部分的活动量减少，机体各部特别是外周血液需求量也相应减少，这时相对多余的血液就藏受于肝。

肝调节血量，是以肝贮藏血液为前提的，只有血液储备充足，才能在机体需要时提供足够血液以有效地调节血量。另外，血液由肝脏向外周输布又依赖肝的疏泄功能调节，只有疏泄有度、气机调畅，血液才能正常出入，使之"归于肝脏"或"运于诸经"。可见，肝调节血量的功能，必须在肝藏血和肝主疏泄的协调下完成。

3. 收摄血液　肝病出血在《内经》中已有描述。《素问·举痛论》云："怒则气逆，甚则呕血及飧泄。"此后，各代医家均有提及，如隋代巢元方《诸病源候论·唾血候》认为"胁下痛，唾鲜血者，此伤肝"；《丹溪心法·头眩》说"吐衄漏崩，肝家不能收摄荣气，使诸血失道妄行，此血虚眩运也"；明代缪希雍认为"吐血者，肝失其职也"。《卫生宝鉴·师尼寡妇异乎妻外家之治》谓："夫肝，摄血者也。"《女科证治准绳·头目眩晕》引薛己之言："肝虚不能摄血也。"《杂病源流犀烛·肝病源流》也认为肝"其职主藏血而摄血"。《傅青主女科·妊娠多怒堕胎》说："夫肝本藏血，肝怒则不藏，不藏则血难固。"《血证论·产血》也说："怒气伤肝，肝气横决，血因不藏。"治疗方面，明代缪希雍在《先醒斋医学广笔记》专立调肝一法治疗吐血，认为"吐血者，肝失其职也，养肝则肝气平而血有所归，伐之则肝虚不能藏血矣"。唐容川说："治一切血症总不外乎理肝也。"又说："补血者，总以补肝为要。"西医学证实，止血过程需要血浆中的凝血因子参与，而大部分凝血因子在肝脏内合成。由此可知，凝血因子缺乏是肝病出血的主要原因。

此外，《素问·六节藏象论》曰："肝者，罢极之本，魂之居也，其华在爪，其充在筋，以生血气。"提示肝藏血的生理作用还包括化生血液的功能。《张氏医通·血证》亦指出："气不耗，归精于肾而为精；精不泄，归精于肝而化为清血。"从精血互化角度阐述了肾精藉肝化生血液的理论。

综上所述，肝藏血的生理作用主要表现在贮藏血液、调节血量、收摄血液三个方面。肝的藏血功能失常可出现两种情况：一是贮藏血液不足，出现血虚失养的病理变化。《质疑录·论肝无补法》云："肝血不足，则为筋挛，为角弓，为抽搐，为爪枯，为目眩，为头痛，为胁肋痛，为少腹痛，为疝痛诸症。"其证候以目、爪、筋脉、冲任等失于荣养为特点，如目失血养，则两目干涩昏花，或为夜盲；筋失所养，则筋脉拘急，肢体麻木，屈伸不利；以及妇女月经量少，甚至闭经等。二是血液妄行，出现出血倾向的病理变化，如吐血、衄血、月经过多、崩漏等。

三、肝的生理特性

（一）肝体阴而用阳

肝体阴而用阳的说法源于叶天士《临证指南医案·肝风》所说："肝为风木之脏，因有相火内寄，体阴用阳，其性刚，主动、主升发，全赖肾水以涵之，血液以濡之，肺金清肃下降之令以平之，中宫敦阜之土气以培之，则刚劲之质，得为柔和之体，遂其条达畅茂之性，何病之有？"体，即指肝之本体；用，指肝的功能活动。《温病条辨·小儿痉病瘛病共有九大纲论》云："肝主血，肝以血为自养，血足则柔，血虚则强。"肝生血，血足则肝体自充。刚劲之质得为柔和之体，通其条达畅茂之性，则无升动之害。"肝体阴而用阳"概括了肝生理、病理的主要特征。生理情况下，肝藏血，体得阴柔而用能阳刚；肝疏泄，用能阳刚则体得阴柔。在病理情况下，肝阴、肝血常为不足，肝血不足则肝气有余；肝气疏泄太过，而为肝气、肝火、肝风之灾。肝体阴柔对维持正常肝用，防止其刚暴太过有重要作用。所以，在临床上对于肝病的治疗应如《类证治裁·肝气肝火肝风论治》所云："用药不宜刚而宜柔，不宜伐而宜和。"医者当知"肝为刚脏，非柔润不和"，以固护肝之阴血为临证大要。

（二）肝为刚脏，主升发、主动

《读医随笔·平肝者舒肝也非伐肝也》曰："肝之性，喜升而恶降，喜散而恶敛。"《素问·六微旨大论》曰："故非出入，则无以生长壮老已；非升降，则无以生长化收藏。"升发为肝的生理特性之一。肝在五行属木，通于春气，肝气升发能启迪诸脏，使诸脏之气生升有由，化育既施则气血冲和，五脏安定而生机不息。《杂病源流犀烛·肝病源流》也指出："一阳发生之气，起于厥阴，而一身上下，其气无所不乘。肝和则生气，发育万物，为诸脏之生化。"此外，肝主升发尚有升举阳气、调畅气机的作用。肝升肺降，气的升降出入运动才能协调平衡，脏腑经络之气始能调畅而不病。肝之刚柔失济，就会表现出肝气上逆、肝阳亢奋、化火生风的证候。故沈金鳌在《杂病源流犀烛·肝

周培郁

病源流》中说:"其体柔而刚,直而升,以应乎春,其性条达而不可郁,其气偏于急而激暴易怒,故其为病也多逆。"

(三)肝喜条达而恶抑郁

条达,舒展、条畅、通达之意。抑郁,遏止阻滞。肝喜条达,是指肝木具有喜舒展宣畅的特性。《神农本草经疏·五脏苦欲补泻论》说:"扶苏条达,木之象也,升发开展,魂(肝)之用也。"唐容川在《血证论·脏腑病机论》中说:"肝属木,木气冲和发达,不致遏郁,则血脉得畅。"肝在五行属木,《内经博议》云:(肝)"以木为德,故其体柔和而升,以象春,以条达为性。"又云:"其性疏达而不能屈抑。"肝调畅气机、通利气血、促进脾胃升降等生理作用,无不由于肝木条达的本性。肝喜条达舒畅,各种原因所致气机不畅或痰血阻滞皆可阻遏肝气,使之不舒,故凡抑郁皆与肝性悖逆而为其所恶。如《类证治裁·肝气肝火肝风论治》说:"肝木性升散,不受遏郁,郁则经气逆,为嗳、为胀、为呕吐、为暴怒胁痛、为胸满不食、为飧泄、为疝,皆肝气横决也。"可见,无论外感、内伤皆可累及肝,致肝气怫郁、疏泄失常而为病,轻者气机阻滞,重者变生他证。

四、肝与形体志窍的关系

(一)主筋,其华在爪

《素问·六节藏象论》曰:"肝者,罢极之本,魂之居也,其华在爪,其充在筋,以生血气。"《素问·生气通天论》进一步明确："阳气者，精则养神，柔则养筋。"《素问·平人气象论》更有"肝藏筋膜之气"的记述。方药中认为："所谓筋，就是人体的肌肉和肌腱，人体的运动与肌腱、肌肉密切相关。把肌肉、肌腱的运动作用，划属于肝的职能范围。"《素问·经脉别论》说："食气入胃，散精于肝，淫气于筋。"肝主筋，是说人体筋膜的营养来源于肝脏，筋膜的弛张与肝有关。肝的血液充盈，筋膜得养，功能才能正常，从而使筋力强健，运动有力，关节活动灵活自如。若肝有病变，肝血不足，筋膜失养，可引起肢体麻木、关节活动不灵或肢体屈伸不利、筋脉拘急、手足震颤等症。因此，《素问·至真要大论》说："诸风掉眩，皆属于肝。"

爪，包括指甲和趾甲。"爪为筋之余"；"肝之合筋也，其荣在爪"。若肝血充足，筋膜得养，则爪甲坚韧，光泽红润，富有华色；若肝血不足，爪甲失其滋养，则爪甲不华，或苍白，或软薄，或枯而色夭，容易变形、脆裂。因此，爪甲能反映肝血的盛衰。在临床上，可通过查看爪甲的色泽、荣枯等变化，来推论肝的气血盛衰。而爪甲的病变，也多从肝脏辨证论治。

（二）开窍于目

《素问·五脏生成》指出"肝受血而能视"；《灵枢·脉度》指出"肝气通于目，肝和则目能辨五色矣"；《灵枢·决气》则指出"精脱者，耳聋；气脱者，目不明"。肝与目有极为密切的关系，肝的经脉上联并滋养目系，肝的生理功能和病理变化可以从眼目中反映出来。临床上肝血不足则

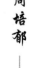

目暗不明、昏花或夜盲；肝阴亏耗则双目干涩、视力减退；"肝木受郁……目赤痛皆疡"，则指肝火上炎所致目赤、痛胀；肝阳上亢可见目眩；肝风内动可见目睛斜视、目睛上吊；肝胆湿热可出现巩膜黄染等。而且中医学很早就认识到可以用动物肝脏来治疗目盲。

《灵枢·大惑论》说："五脏六腑之精气，皆上注于目而为之精。"目虽为肝之窍，但其他脏腑之精气盛衰亦可从目反映出来，如心火上炎可引起眼睛肿痛，肾阴虚亏可引起视力减退。因此，目与五脏六腑皆有关系。

五、肝与脏腑的关系

（一）肝与胆的关系

肝位于右胁，胆附于肝叶之间。《灵枢·五色》说："肝左者，胆也。"《难经·四十二难》则更明确地提出："胆在肝之短叶间……盛精汁三合。"肝与胆在五行均属木，经脉又互相络属，构成脏腑表里关系。在消化方面，肝主疏泄，分泌胆汁；胆附于肝，藏泄胆汁。两者协调合作，使胆汁疏利到肠道，以帮助脾胃消化食物。精神情志方面，《素问·灵兰秘典论》说："肝者，将军之官，谋虑出焉。胆者，中正之官，决断出焉。"肝主疏泄，胆主决断，二者相互配合、相互为用，人的精神、意识、思维活动才能正常进行。正如《类经·藏象类》所说："胆附于肝，相为表里。肝气虽强，非胆不断。肝胆相济，勇敢乃成。"

在病理方面，肝胆亦相互影响。例如，肝失疏泄，可导致胆汁的分泌排泄障碍；反之，胆汁的分泌排泄障碍，也会影响肝，可引起肝气的郁结。所以，肝胆证候可并见，如肝胆火旺、肝胆湿热，其治疗上亦常采用肝胆同治。

（二）肝与脾胃的关系

肝依五行关系克制脾土，这种克制是生理范围内的。肝与脾在生理功能方面的主要联系，表现为肝主疏泄和脾主运化在消化吸收方面的相互协调。脾胃的消化功能是通过脾升胃降来完成的，脾气健旺，胃气和降，则能纳谷并运化吸收。而脾胃的升降又离不开肝调节气机的功能。肝主疏泄、主升发、主动，有助于脾之运化升清；而且肝调节着胆汁的分泌排泄，有助于饮食物的消化。脾为阴中之至阴，非阴中之阳不升；土有敦厚之性，非曲直之木不达。肝气升发，疏达中土，以助脾之升清运化、胃之受纳腐熟，故称"土得木而达"。另一方面，只有脾胃正常地消化吸收，水谷精微才能不断予肝以营养，使肝血充足、肝体柔和。此外，肝的藏血功能与脾主运化、脾主统血之间的关系亦很密切。脾主运化，为后天之本、气血生化之源，脾健则血有所生，且能统血于脉中，肝才有所藏；肝的藏血功能健全，亦有助于脾的统血，脾主统血与肝主藏血，在防止血液妄行方面起着协同作用。

肝与脾在病理方面的相互影响，主要体现在肝失疏泄与脾失健运的相互影响。《血证论·脏腑病机论》谓："木之性主于疏泄，食气入胃，全赖肝木之气以疏泄之，则水谷乃化。设肝之清阳不升，则不能疏泄水谷，渗泻中满之证，在所不免。"若肝失疏泄，犯脾克胃，必致脾胃升降失常。

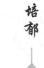
周培郁

57

临床上除具肝气郁结的症状以外，既可出现嗳气脘痞、呕恶纳减等胃气不降的症状，称"肝气犯胃"；又可现腹胀、便溏等脾气不升的症状，称"肝气犯脾"，二者均可称为"木乘土"。因此，《知医必辨·论肝气》曰："肝气一动，即乘脾土，作痛作胀，甚则作泻，又或上犯胃土，气逆作呕，两胁痛胀。"反之，脾失健运亦能导致肝失疏泄，而出现胸胁胀满、精神抑郁等症，称作"土虚木贼"；脾虚湿困或湿热熏蒸，亦能影响肝的疏泄，而出现胸胁胀满疼痛，甚则发生黄疸等，称作"土壅木郁"。而肝不藏血与脾不统血之间亦相互影响，二者失调，必致血液妄行而出血。此外，脾失健运，化源不足，常能导致肝血亏虚。

（三）肝与肾的关系

肝与肾在生理上主要是藏精与藏血的关系。肝藏血与肾藏精之间存在着"精血同源"的关系，即精和血之间存在相互滋生和相互转化的关系。肝藏血、肾藏精，肝为乙木、肾属癸水，在五行上为相生关系。水生木，母实则子壮，水涵则木荣，肝正是依赖于肾水的滋养才得以适其柔润之体，从而发挥其正常的生理功能。而肾精又由血化精而成，肾精肝血，同盛同衰，休戚相关。另一方面，肝主疏泄与肾主闭藏之间存在着相互制约、相反相成的关系，主要表现在女子月经来潮和男子泄精的生理功能；二者失调，可致月经失调和男子泄精的异常。此外，肝肾阴阳之间存在着既相互制约、又相互滋养的关系。例如，肝阴、肝阳有赖于肾阴、肾阳的滋养和温煦；肝阴和肾阳、肝阳和肾阴之间存在着制约关系，以维持肝肾阴阳之间的协调平衡。肝肾水火相济，对人体之阴阳平衡起着重要的协调作用。

肝和肾在病理方面的主要联系，体现在精和血的不足常常相互影响。若肾精亏损，不能养肝，可导致肝血不足；肝血不足，也可引起肾精亏损，此为临床上常见的肝肾两虚证。反之，肾失封藏，或肝的疏泄太过，则可出现月经过多、周期缩短和男子遗泄等。肝与肾均属下焦，都分阴阳，互相保持着相对的平衡。若一方不足，可导致另一方的偏亢，如肾阴不足可引起肝阴不足以制约肝阳，则肝阳上亢，表现出头痛、目赤、急躁易怒等症状，称为"水不涵木"。相反，一方偏盛，也可以导致另一方的不足，如肝火旺盛，下劫肾阴，造成肾阴不足，而致阴虚火旺，可出现腰困酸痛、遗精、耳鸣、女子月经不调、五心烦热等症状。

（四）肝与肺的关系

肺主气居于上焦，为阳中之阴脏，其气肃降；肝藏血位于下焦，为阴中之阳脏，其气升发。肺与肝在生理方面的主要联系，表现在气机升降的相互调节，共同维持人体正常的气机运行。肺气主降，有"右降"之称；肝气主升发，有"左升"之说。"左升"和"右降"之间相互协调，全身的气血升降亦随之而协调。病理上，"左升"和"右降"不协调，全身气血升降之间也会失去协调，而导致气或血上逆，出现咳嗽、气逆或咯血等表现。例如肝气郁结，气郁化火，肝火过旺，上灼肺阴，影响肺气肃降和治节功能，此称为"木火刑金"，就会出现胸胁作痛、心烦易怒、

周培郁

干咳气急、咳痰、咯血等症；若肺阴虚，不能制肝，肝气上逆，肺气肃降受阻，称为"金不制木"，则可见胸胁胀满不舒、咳喘、情志抑郁等症。

（五）肝与心的关系

王冰云："肝藏血，心行之。"肝为风木之脏，为心之母；心为五脏之君，为肝之子。两脏存在着相互滋生、相互协同、促进助长的关系。心与肝在生理功能方面的主要联系，体现在心主血与肝藏血之间在血液运行方面的相互关联。心主血，推动血液在经脉内运行不息；肝藏血，贮藏血液并调节全身各脏腑组织器官的血量分布。心主血脉的功能正常，则肝有所藏；而肝的藏血量及其调节血量的功能，亦为心的行血提供了条件。心肝两脏相互配合，共同维持血液的正常运行。同时，肝主疏泄，调畅气机，亦有助于心的行血。此外，心主神志与肝主疏泄，在调畅情志方面亦密切相关。心主神明，为五脏六腑之大主，精神之所舍；肝主疏泄，调畅情志，主谋虑。人的精神情志活动，虽由心所主，但亦有赖于肝之调畅气机和调畅情志的作用；另一方面，肝的正常疏泄亦有赖于心的主神志作用。两脏相互依存，相互为用。而且，心与肝在病理上亦常互相影响。例如在血虚时，心和肝的血虚常能相互影响；在血瘀时，心和肝的血瘀亦常同时存在，表现为心前区憋闷、刺痛，甚则口唇青紫、脉涩不畅等。心火常可引动肝火，肝火亦常引发心火，临床可见面红目赤、急躁易怒、心烦不寐，甚则可见哭笑无常及狂乱等症状。

论肝脏的病理特点

肝病种类繁多、变化复杂，然其病理变化无非虚实两类，而又以实证为多。实证者，肝气病、肝火病、肝风病，可概括肝病之大部分。虚证者，肝阴虚、肝血虚、肝气虚。

1. 肝气病　肝气易郁，李冠仙论肝气说："五脏之病，肝气居多……治病能治肝气，则思过半矣。"肝主疏泄，有周转气血的功能，肝脏气血不能条达舒畅会导致气血郁滞。任何情志的刺激都可造成肝气的郁而不畅，疏泄失常，引起气郁，继而使血行障碍，造成血瘀。肝郁的病理特点主要体现在以下两点。

（1）疏泄功能失常可导致肝气郁结　在气表现为郁郁寡欢、意志消沉、胸胁苦满、痞满腹胀、消化呆滞等症；由于气郁化热，郁伏于内，不易发泄，还会出现烦躁易怒、小便黄赤等，甚或耗气烁血，出现潮热、盗汗、失眠、惊悸等症。在血则胁痛如刺、肌肉消瘦、赤痕纹缕及妇女月经不调等，即朱丹溪所谓"皮间有缕赤痕者，血肿也"，就是因气滞致瘀的证候。

（2）疏泄太过会产生气机逆乱，肝气横逆　在临床上主要表现为肝气上逆和肝气横逆犯胃，引起胃气上逆而产生呕恶。肝气上逆还可扰及头目，引起眩晕、头胀、易怒、失眠等症。

2. 肝火病　凡肝脏机能亢进，出现热证，即冲逆现象，统称肝火。肝火之原因，一是肝木与胆火同居，容易形成

周培郁

61

风火交煽；二是肝气郁久化热，即所谓"气有余便是火"。戴思恭说："常者为气，变者为火。"本病多因肝郁气滞，郁而化火，而致肝火上冲；或因暴怒伤肝，肝气暴张，引发肝火上升；或因情志所伤，五志过极化火，心火亢盛，引动肝火所致。由于火性上炎，故其症状有头面部热象显著的特点，常见头晕胀痛、面红目赤、急躁易怒、口苦口干、耳鸣暴聋等。冲逆无制常可影响他脏，如郁火内灼，耗伤阴血，而致阴虚火旺；肝火灼伤肺胃脉络，则易出现咯血、吐血、衄血；气血上逆之极，则血菀于上，发为昏厥。《类证治裁·肝气肝火肝风论治》曰："木郁则化火，为吞酸胁痛，为狂，为痿，为厥，为痞，为呃噎，为失血，皆肝火冲激也。"

3. 肝风病　肝风因不同于外来之风，故亦称"内风"，多是肝脏阴阳气血失调，发展至极期的病理变化。风性动摇，其主要表现为眩晕欲仆、耳鸣、肢麻、抽搐，亦可引起呕恶、心悸。《素问·至真要大论》谓："诸风掉眩，皆属于肝。"《类证治裁·肝气肝火肝风论治》也说："风根据于木，木郁则化风，为眩，为晕，为舌麻，为耳鸣，为痉，为痹，为类中，皆肝风震动也……肝阳化风，上扰清窍，则颠痛头晕，目眩耳鸣、心悸寤烦。"由此可知，肝风病的原因有两个：一是肝阳化风，多系肝病日久，肝肾阴虚，水不涵木，肝阳浮越，阳亢日久则化风。正如《临证指南医案·中风》所说："肝为风脏，因精血衰耗，水不涵木，木少滋荣，故肝阳偏亢，内风时起。"二是热极生风，多系邪热炽盛所致，热极则生风。

综上可知，"气""火""风"为肝脏病理发展过程中的特点。三者之间，常以肝气郁结为先导，即肝病的原发因素。肝郁不舒，郁而化热，极热化火，可形成肝火。热与火本同一类，只是程度上有轻重之不同。肝火内耗肝阴，肝阴不能制约肝阳，而致肝阳升动无制，风气内动，化为肝风，即所谓"肝阳化风"。

4. 肝阴虚　又称肝阴不足。其原因有二：一为肝火素旺或肝郁久而化热。此最易耗伤肝阴，引起肝阴亏虚。《素问·脏气法时论》说："肝病者……虚则目䀮䀮无所见，耳无所闻。"二为肾阴亏损。肝为刚脏，赖肾水以滋养，水不涵木可导致肝阴不足。因乙癸同源，肝阴虚日久常可累及肾阴，使肾水亏竭，故肝阴不足往往与肾阴不足合并出现。其临床表现以两胁隐痛、眩晕多梦、目睛干涩、面部烘热、口燥咽干、五心烦热等为特点。

5. 肝血虚　肝主藏血，以血为本，五脏六腑、四肢百骸皆赖其所养。失血过多，或久病损耗肝血，或脾胃虚弱、气血生化乏源等，均可导致肝血虚少。《笔花医镜·肝部》说："肝之虚……血少也。"其主要表现除血虚征象以外，还有肝血不能荣筋养目等方面。临床特点为肢麻不仁、关节屈伸不利、爪甲不荣等筋脉失养的表现，以及眩晕眼花、两目干涩、视物模糊等血虚不能上荣头目之征象，妇女还有月经量少、色淡乃至闭经等冲任不足的症状。唐容川说："补血者总以补肝为要。"

6. 肝气虚　肝虚除血亏而体不充以外，还有体衰而气不充者。《灵枢·天年》曰："五十岁，肝气始衰，肝叶始薄，胆汁始减，目始不明。"《素问·上古天真论》谓："丈夫……七八，肝气衰，筋不能动。"《灵枢·本神》也谓："肝气虚则恐，实则怒。"《太平圣惠方·治肝虚补肝诸方》说："肝虚则生寒，寒则苦胁下坚胀，寒热，腹满，不欲饮食，悒悒情不乐，如人将捕之，视物不明，眼生黑花，口苦，头痛，关节不利，筋脉挛缩，爪甲干枯，善悲恐，不得太息，诊其脉沉滑者，此皆肝虚之候也。"以上说明肝气虚是客观存在的。

此外，肝为五脏之贼，欺强凌弱，故肝病往往不限于本脏，还可对其他脏腑产生广泛的病理影响。

肝病及胆：肝病最容易影响胆，导致胆病发生或肝胆同病。因肝与胆相表里，故肝与胆在病理上可相互影响。其主要表现在胆汁疏泄失常和精神情志异常。《素问·痿论》说："肝气热，则胆泄口苦筋膜干。"胆汁来源于肝，肝的疏泄功能失常就会影响胆的肃降通顺，使胆汁不能正常排泄，外溢则可发为黄疸。肝主谋虑，胆主决断，肝病及胆则胆气不宁，可出现虚烦不寐、噩梦惊恐、触事易惊、善恐等。这种肝胆同病的情况在急、慢性肝病中都可以经常见到。所以，治疗上多以疏肝利胆并用来肝胆同治。

肝病及脾：《素问·五运行大论》云："气有余，则制己所胜而侮所不胜。"肝属木，脾属土，肝在病理情况下可以乘脾。张仲景在《金匮要略·脏腑经络先后病脉证》中说："问曰：上工治未病，何也？师曰：夫治未病者，见肝之病，知肝传脾，当先实脾。四季脾旺不受邪，即勿补之。中工不晓相传，见肝之病，不解实脾，惟治肝也。"李冠仙提到："肝气一动，即乘脾土，作痛作胀，甚则作泻。"以上均说明肝病最易传脾，在治肝的同时要注意调补脾脏。临床上急性或慢性肝炎都会较快地出现肝病及脾的表现，如纳差、乏力、腹胀、便溏等，故在治疗上多疏肝健脾并用来肝脾同治。

肝病及肾：中医学认为肝肾同源，也将肝病及肾称为"子病及母"。肝病及肾的原因有二：一是肝郁化热伤阴引起肾阴不足，表现为腰膝酸软、梦遗滑精、失眠多梦等；二是肝阴不足，下及肾阴，使肾阴不足，导致肝肾阴虚，临床上表现为眩晕耳鸣、失眠健忘、腰膝酸软、五心烦热、男子遗精、女子月经量少等。《医宗必读·乙癸同源论》说："血不足者濡之，水之属也，壮水之源，木赖以荣……气有余者伐之，木之属也，伐木之干，水赖以安。"

肝病及肺：在五行关系上，肺属金，金克木。肝病对肺造成病理影响，多表现为木火刑金，可见咳嗽阵作、干咳痰少、面红胁痛，甚则咯血等症状，亦称为"肝火犯肺"或"木叩金鸣"。在临床上常以平肝凉肝为治疗原则，也叫作"清金制木法"。

肝火冲心：心属火，为木所生。肝热郁久，肝火上扬，多表现为心肝火旺，常可扰乱心神，使神明无主，出现神志方面的改变。这在重型肝炎或肝硬化、肝性昏迷中是最常见的。

论"柴胡劫肝阴"

柴胡为伞形科植物柴胡或狭叶柴胡的干燥根。柴胡始

周培郁

载于《神农本草经》，被列为上品。《神农本草经·上经》认为："（柴胡）味苦，平。主心腹，去肠胃中结气，饮食积聚，寒热邪气，推陈致新。久服轻身，明目，益精。"我国有30多种柴胡属植物，很多种在不同地区入药，但均不能代替正品柴胡使用，有的甚至有毒。容易混淆的如大叶柴胡，其含毒性成分不能服用。

对于柴胡，中医素有"柴胡劫肝阴"之说，然而中医界对此说法颇有争议。周培郁教授认为，"柴胡劫肝阴"之说是前人对于柴胡的一种误会。

"柴胡劫肝阴"之说出自周扬俊的《温热暑疫全书》，后叶天士援引此说，王孟英大肆渲染。温病理论中，邪从肺入，肺经首先受邪，故肺气郁闭。柴胡常为疏解肝郁所用，肝郁得解则肝气盛，根据五行相生相克理论，肝气盛则心气盛；而温病者肺气郁闭，导致心气盛而不得出，"气有余便是火"，出现郁而化火灼阴。此为柴胡劫肝阴说的由来。"柴胡劫肝阴"之说影响巨大，《中药学》教材也如是说，提出柴胡其性升散，阴虚阳亢、肝风内动、阴虚火旺及气机上逆者忌用或慎用。

周培郁教授认为，柴胡在《神农本草经》中列为上品，且根据《药典》和《中药学》教材，柴胡苦、辛，微寒。苦寒之品容易伤阳，何来"劫肝阴"之说？柴胡反而可清阴虚之热，如《局方》逍遥散就是治疗阴血亏虚之劳热。另外，章次公先生在《章次公医案》中记载曾用大剂量柴胡（30～60g）治热病，谓其"退热通便，稳当无比"，且常与葛根同用。我国现代著名中医学家、中西医结合专家姜春华教授，亦常用柴胡治外感高热、肝病、胆道疾病及妇女月经不调等。姜春华教授认为，即使大量长期使用，也未发现柴胡劫伤肝阴的副作用；并曾撰文批评叶天士终身甚少用柴胡，用药"轻描淡写如儿戏"。

柴胡自古是常用中药，历代医药学家著作均未提及"柴胡劫肝阴"的看法。兹录部分文献如下。

《本草纲目》记载："劳有五劳，病在五脏。若劳在肝、胆、心及包络有热，或少阳经寒热者，则柴胡乃手足厥阴、少阳必用之药；劳在脾胃有热，或阳气下陷，则柴胡乃引清气、退热必用之药；惟劳在肺、肾者，不用可尔。"

李东垣认为："柴胡泻肝火，须用黄连佐之。欲上升则用根，酒浸；欲中及下降，则生用梢。"

《药品化义》记载："柴胡，性轻清，主升散，味微苦，主疏肝……凡三焦胆热……用柴胡清肝散以疏肝胆之气，诸症悉愈。凡肝脾血虚，骨蒸发热，用逍遥散，以此同白芍抑肝散火。恐柴胡性凉，制以酒拌，领入血分，以清抑郁之气，而血虚之热自退。若真脏亏损，易于外感，复受邪热，或阴虚劳怯致身发热者，以此佐滋阴降火汤除热甚效。"

现代研究显示，柴胡中主要含有柴胡皂苷，甾醇（α-菠菜甾醇、豆甾醇、豆甾醇烯、侧金盏花素），挥发油（柴胡醇、丁香酚等），脂肪油（油酸、亚麻油酸、棕榈酸、硬脂酸等）和多糖等。还含有生物碱、黄酮类、山奈苷、葡萄糖、氨基酸等。有解热、镇静、镇痛、镇咳、抗菌、抗病毒、抗炎等功能；还有降低胆固醇、甘油三酯和磷脂（在实验性高脂血症动物身上），以及保肝利胆、促进免疫、抗肝癌等作用。近期有实验证实：柴胡的水浸剂与煎剂可以直接抑制肝星状细胞分泌胶原蛋白，并抑制肝星状细胞激活；而且柴胡皂苷还可以有效地稳定肝细胞膜系统，防止肝细胞损伤和坏死；能使四氯化碳肝损伤的大鼠肝功能恢复正常，还能使半乳糖所致的肝功能与组织损伤恢复。由此可知，柴胡确实具有保护肝细胞、防止肝纤维化，进而防治肝硬化的作用。

周培郁教授认为，肝病患者因为治疗难度大，加上来自社会的歧视和家庭的压力，导致精神压力非常巨大，其病机均存在肝郁。"木郁达之"，故治疗时少不了柴胡这味药。柴胡苦平疏肝，直达病所，与养肝阴、柔肝的白芍同用，是肝病治疗中常常使用的药对，断无劫肝阴之虞。但在临床应用中，对性情急躁的患者，柴胡用量宜小，白芍量宜大，且用柴胡疏肝解郁宜醋炒。

中药也可伤肝

俗话说"是药三分毒"，中药也不例外。常用中药有数百种，其组成的复方可达数万种，某些中药的肝毒性是客观存在的，其造成肝损害的机制与西药相同。近几年，因滥服中草药引发的药源性疾病呈上升势态，其中中药引发的药物性肝炎占所有药物性肝炎病例的 4.8% ～ 32.6%。因此，对中药的肝毒性必须正确认识。

中药在治疗肝病的过程中虽然起到很大的作用，但也应了解其对肝脏的毒性，避免肝脏受伤。如果药物对肝细胞有毒害作用，或机体对药物有过敏反应，即可引起肝脏的损害，医学上称之为药物性肝病。由于肝脏是药物代谢的主要器官，过于繁杂的用药势必加重已病肝脏的负担，即便是"保肝药"亦应该遵循"简而精"的原则。很多传统上认为"无毒"的中药品种，现代研究却发现其具有肝毒性，如黄药子、天花粉、番泻叶、何首乌等。这类中药如果炮制方法、给药途径、剂型、剂量不适当，就会引起药物性肝病。严重的药物性肝病可发展成为急性、亚急性重型肝炎。

中草药引起肝毒性损害的原因：①中草药的化学成分和药理活性成分非常复杂，要想明确中药复方的具体化学成分和药理活性物质，更是难上加难。由于肝脏是主要的生物转化场所，这些不明成分可能导致肝细胞损伤。②中草药品种混淆，存在同名异物或异名同物的情况，可因乱用、误用而致中毒，如木通与关木通、广防己与粉防己等；或培植药材过程中的农药残留导致中毒。③药物的加工炮制、运输储存等过程不规范，也可导致不良反应的发生，如制首乌的肝毒性成分在炮制加工过程中已经被破坏，所以是安全的；而服用大剂量未经炮制的生首乌会导致肝脏的损害。④中草药引起的肝毒性损害也与用法、用量、配伍等有关，如外用药内服、超剂量使用、存在配伍禁忌等就会引起肝损害。⑤中药本身的不良反应也不可忽视，一些中草药的治疗作用和毒性作用是双重的，甚至许多中药的有效成分就是其毒性成分，不良反应的出现也就在意料之中了。

近年来报道的导致肝脏损伤的中药，其毒性与其含有的生物碱、苷类、毒蛋白、萜类、内酯及金属成分有关。如雷公藤含雷公藤碱，黄药子含薯蓣皂苷，苍耳子含毒蛋白，苦楝、艾叶、决明、贯众等含有毒萜类或内酯，砒石（红砒、白砒）成分为三氧化二砷。

目前发现的可致肝损伤的常用中药：黄药子、菊三七、苍耳子、何首乌、雷公藤、双黄连、蛇莓、望江南、苍术、桑寄生、天花粉、贯众、蒲黄、麻黄、柴胡、番泻叶、蜈蚣、合欢皮、丁香、川楝子、鸦胆子、毛冬青、蓖麻子、黎芦、丹参、延胡索、罂粟、小茴香、姜半夏、泽泻、大黄、虎杖、艾叶、千里光、防己、朱砂、土荆芥、肉豆蔻、商陆、常山、大枫子、斑蝥、穿山甲、黄芩、缬草、白花蛇舌草、铅丹、乌头、白果等。

已知可引起肝损伤的中药复方制剂：壮骨关节丸、小柴胡汤、大柴胡汤、复方青黛胶囊（丸）、克银丸、消银片（丸）、白癜风胶囊、消核片、白复康冲剂、白蚀丸、六神丸、疳积散、大黄牡丹皮汤、防风通圣散（丸）、消咳喘、壮骨伸筋胶囊、增生平、天麻丸、复方丹参注射液、地奥心血康、昆明山海棠片、润肤丸、银屑散、疏风定痛丸、湿毒清、消癣宁、血毒丸、除湿丸、龙蛇追风胶囊、养血伸筋胶囊、九分散、追风透骨丸、骨仙片、甲亢宁胶囊、妇康片、化瘀丸、养血生发胶囊、首乌片、双黄连口服液、

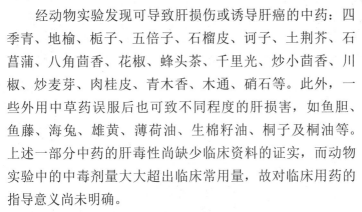

银翘片、复方甘露饮、牛黄解毒片、葛根汤、麻杏石甘汤等。

经动物实验发现可导致肝损伤或诱导肝癌的中药：四季青、地榆、栀子、五倍子、石榴皮、诃子、土荆芥、石菖蒲、八角茴香、花椒、蜂头茶、千里光、炒小茴香、川椒、炒麦芽、肉桂皮、青木香、木通、硝石等。此外，一些外用中草药误服后也可致不同程度的肝损害，如鱼胆、鱼藤、海兔、雄黄、薄荷油、生棉籽油、桐子及桐油等。上述一部分中药的肝毒性尚缺少临床资料的证实，而动物实验中的中毒剂量大大超出临床常用量，故对临床用药的指导意义尚未明确。

以上药物中，很多都属于临床常用中药，使用时应该有专科医生的指导。正常人由于肝功能正常，根据医生处方可以使用常规剂量。但如果是肝病患者，使用这些药物就要慎重，原则上能不用就不用、能少用就少用，达到治疗目的后应及时停药。

临床用药前，医生应对所用的中草药不仅要知其一，即利于治病的一面；还要知其二，即有不良反应的一面及其临床表现。在诊疗过程中要尽量避免应用已有文献报道可引起肝损伤的药物，并严格按照《药典》规定或推荐的剂量、服法和疗程合理处方用药。对原有肝脏疾病者，如确实需要使用可能对肝脏有损害的中药，宜从小剂量开始，短期交替使用，并定期检查肝功能。如果患者在服用了上述药物后出现乏力、恶心、食欲不振、尿黄、眼黄等异常症状，应及时到医院就诊。

周培郁

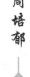

老百姓总感觉中草药安全可靠，认为中药不是人工合成物，绝不可能存在不良反应，是可以随意使用的。这种观点应当予以纠正。要对患者加强宣传教育和指导，防止或纠正其乱服保健品、民间单偏方或中西药物随意联用。此举既可减轻肝脏的代谢负担，又可避免药物对肝脏潜在的毒性损伤。但是，对中药的肝毒性过于夸大也是不恰当的，只要正确选择、恰当应用，中药就可以达到安全有效的治疗目标。

中药与免疫

慢乙肝患者存在免疫功能失调，主要表现为细胞免疫功能低下（尤其 T 淋巴细胞）、体液免疫功能亢进及免疫复合物损害。细胞免疫主要是 T 淋巴细胞及其亚群参与，而 T 淋巴细胞的数量、质量能反映细胞免疫功能的强弱。此外，还有一些非特异性免疫细胞，如巨噬细胞、中性粒细胞、网状内皮细胞等，也协助 T 淋巴细胞发挥免疫作用。体液免疫主要是由 B 淋巴细胞分化的浆细胞产生的各种抗体（IgA、IgG、IgE、IgM、IgD 等）行使职能，其中还有补体参与。有不少中药对免疫有调节作用，我们应该充分利用这些中药的特性和优势，在辨证论治的基础上联合使用。这不但符合辨证论治的要求，也符合免疫调节的要求。根据病证和免疫状态选用不同的药物进行治疗，可以达到事半功倍的效果。

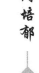

一、中药免疫促进剂

中药免疫促进剂是指能提高人体免疫系统的功能，对低下的免疫反应有促进作用，能促使免疫反应向着有利于机体方面进行的中药。此类药物可作用于免疫过程的不同环节，有的主要增强细胞免疫，有的增强体液免疫，有的提高网状内皮系统吞噬功能、提高白细胞数量，有的则对多个免疫环节都发挥作用。大多数扶正中药均属于免疫促进剂，少数祛邪中药也有一定程度促进免疫的作用。

1.常用中药

（1）可激活中枢性免疫器官的中药有海参、大蒜、黄柏、沙苑蒺藜、猪苓、人胞（胎盘）、核桃仁、龙眼肉、凤尾菇等。

（2）促进巨噬细胞吞噬功能的中药有黄芪、人参、党参、白术、灵芝、淫羊藿、山药、猪苓、紫河车、香菇、当归、地黄、补骨脂、刺五加、杜仲、白花蛇舌草、鱼腥草、紫花地丁、蒲公英、黄连、黄芩、金银花、黄柏、洋金花、大蒜、蝮蛇、穿心莲、夏枯草、青黛、大青叶、连翘、龙胆、厚朴、甘草等。

（3）可促进机体内干扰素生成的中药有黄芪、瓜蒌皮、巴戟天、当归、石斛、丹参、降香、香菇、山药、刺五加、玉竹、商陆、人胞（胎盘）等。

（4）促进免疫球蛋白形成的中药有黄芪、人参、肉桂、仙茅、菟丝子、锁阳、鳖甲、玄参、天冬、麦冬、北沙参、女贞子、黄精、山茱萸、何首乌、紫河车、地黄、洋金花、

周培郁

薏苡仁、猪苓等。

（5）可激活 T 淋巴细胞、促进 T 淋巴细胞数量增加的中药有人参、黄芪、白术、香菇、鳖甲、女贞子、桑椹、猕猴桃、黄精、百合、墨旱莲、蒲公英、灵芝、云芝、薏苡仁、天冬、淫羊藿、桑寄生、云茯苓等。

（6）促进淋巴细胞转化的中药有黄芪、人参、党参、大枣、生地黄、鹿茸、淫羊藿、菟丝子、枸杞子、五味子、女贞子、桑椹、白芍、桑寄生、当归、阿胶、何首乌、鸡血藤、蒲公英、紫花地丁、柴胡、黄连、黄芩、金银花、甜瓜蒂、薏苡仁、桑枝、川芎、红花、丹参、王不留行等。

（7）可改善 B 淋巴细胞功能状态的中药有枸杞子、菟丝子、人乳、西洋参、柴胡、锁阳、肉桂等。

（8）具有抗放射作用的中药有茶叶、人参茎叶、刺五加、猪苓、生地黄、冬虫夏草、银耳、黑木耳等。

一些祛邪中药也可作为免疫促进剂，如猪苓、大蒜、白花蛇舌草、黄芩、黄连、黄柏、川芎、红花、蝮蛇、蟾酥、斑蝥、麝香及矿物锌等。其主要作用是提高非特异性免疫细胞的吞噬活性，而对特异性免疫细胞（T 淋巴细胞和 B 淋巴细胞）的作用甚微。这些药促进免疫的功效与机体所处状态有关。当机体处在虚证阶段时，这些药很难起到促进免疫的作用，甚至会抑制免疫；当机体处在实证阶段，又有免疫功能偏低时（主要是各种吞噬细胞的活性降低），这些药就能在一定程度上促进免疫。

2. 常用补益方剂

（1）四君子汤　本方出自宋代《太平惠民和剂局方》，

由党参、白术、茯苓、炙甘草四味药物组成，是补气健脾的基础方和代表方。研究证实，本方能促进萎缩胸腺恢复增殖，提高机体免疫功能，促进肝细胞内非核酸物质的储存，有利于发挥细胞的正常功能，提高小鼠腹腔巨噬细胞吞噬功能，以及能增加外周血中 T 淋巴细胞数量，进而增强细胞免疫功能。

（2）补中益气汤　本方是金元四大家之一李东垣的名方，载于《脾胃论》，由黄芪、党参、白术、当归、陈皮、柴胡、升麻、炙甘草组成，对中气（脾胃之气）不足、气虚下陷所致的各种病证有效。本方能增强网状内皮系统的吞噬功能，还能提高机体的细胞免疫功能，对免疫球蛋白升高亦有功效。

（3）生脉散　本方最早载于《医学启源》，由人参、麦冬、五味子组成，可用于气阴两虚的各种病证，尤其常用于各种休克抢救。本方能使淋巴细胞转化率提高，激发网状内皮系统吞噬内毒素的功能以及增强免疫功能，能激活免疫抑制剂抑制下的细胞免疫功能。

（4）六味地黄丸（汤）　本方出自宋代钱乙的《小儿药证直诀》，实系金匮肾气丸化裁而来。方由熟地黄、山茱萸、山药、泽泻、牡丹皮、茯苓六味药组成，是滋补肾阴的基础方，对细胞免疫有促进作用。

（5）四物汤　本方出自唐代《仙授理伤续断秘方》，由熟地黄、当归、白芍、川芎四味组成，是补血活血的基础方剂，具有促进细胞免疫的功效。

临床运用中药免疫促进剂时，必须以中医学理论为指

周培郁

导，在辨证准确的情况下选药配方。不能只凭实验室检查，一见免疫指标低下就不加辨证地运用上述中药。因为免疫指标低下的原因复杂，不一定属于中医的虚证。更何况虚证也有气虚、血虚、阴虚、阳虚之别，若阴虚补阳则会适得其反。还要细查详审其虚在何脏，这样用药针对性才强，才有可能起到促进免疫的作用。总之，脱离中医理论、只根据实验室的结果不加辨证地运用中药，尤其是使用苦寒、攻破、有毒之品，往往会适得其反。

二、中药免疫抑制剂

凡能抑制过度免疫反应的中药，叫中药免疫抑制剂。免疫反应是在抗原作用下各种免疫细胞成分相互作用的结果，表现为抗体形成（体液免疫）或特异性免疫活性细胞的产生（细胞免疫）。免疫功能亢进会造成机体损伤而导致免疫性疾病，故需要抑制这种反应。通过清除抗原或抑制抗体，或抑制活性免疫细胞的产生，均可起到抑制免疫反应的效果，达到免疫平衡，即中医所谓的阴阳平衡。临床上起抑制免疫作用的多为祛邪类中药，以清热解毒或活血化瘀类药最多。常用中药有以下几类。

1. 抑制或清除抗原　有金银花、紫花地丁、蒲公英、鱼腥草、连翘、穿心莲、黄连、黄芩、黄柏、白花蛇舌草、山豆根、桃仁、红花、猪苓、当归、五加皮、大蒜等。

2. 抑制抗体产生　有川芎、赤芍、生地黄、益母草、当归、郁金、红花、雷公藤、昆明山海棠等。

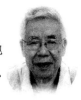

3. 抑制过敏介质组胺释放　有丹参、牛膝、灵芝、地肤子、赤芍、荆芥、防风、白鲜皮、僵蚕、苦参、蛇床子、地龙、苍耳、辛夷等。

4. 抑制免疫活性细胞的产生　大青叶、白花蛇舌草等可使实验动物胸腺萎缩。

此外，其他常用中药还有：解表祛风药有蝉蜕、薄荷、柴胡、青蒿、桑叶、麻黄、桂枝、细辛、秦艽、紫苏叶等；除湿药有泽泻、防己、砂仁、枳壳、苍术、桑白皮、瞿麦、车前草等；清热解毒药有头花千金藤、龙胆、栀子、紫参、茵陈、甘草、半边莲、贯众、虎杖等；活血化瘀药有蒲黄、牡丹皮、三棱、莪术、乳香、没药、泽兰、大黄、紫草、白茅根、穿山甲、虻虫、水蛭等；毒性攻坚类药物有斑蝥、蝮蛇、蟾酥、砒石等。

三、中药免疫调节剂

免疫功能贵在平衡稳定，中医的治疗原则是"谨察阴阳所在而调之，以平为期"和"疏其血气，令其条达，而致和平"。若只从一个方面进行调整，很有可能使免疫功能从一种失调状态转变为另一种失调状态。将具有双向调节免疫作用的中药称为免疫调节剂，常用的中药有大黄、三七、杜仲、棉花籽、蚂蚁、人参芦、黄芪、刺五加、百合、鳖甲、桑椹、猕猴桃、青蒿、蒲黄等15种药物。其中，大黄能使人体体液免疫功能降低、细胞免疫功能增强；三七不干扰机体正常的免疫反应，但可使过高或过低的免疫反应恢复正常；蚂蚁不但有免疫增强作用，还能治疗免疫性疾病，如类风湿关节炎，使过度免疫状态趋于平衡。

现代研究证实，免疫类中药的有效成分主要有多糖、生物碱、皂苷、有机酸及其他挥发性物质等。多糖类是许多中药的免疫活性物质，如党参多糖、黄芪多糖、茯苓多糖、猪苓多糖、香菇多糖、枸杞多糖、淫羊藿多糖、刺五加多糖及甘草多糖等。在皂苷类化合物中，被研究较多的有人参皂苷、黄芪皂苷、党参皂苷。此类中药均能强化网状内皮系统的吞噬功能，并能促进抗体生成、抗原抗体反应和淋巴细胞转化。又如苦豆根含有生物碱类的苦参碱，能增强体液及细胞免疫功能；低浓度的氧化苦参碱还能加强小鼠的 T、B 淋巴细胞的增殖。当然，滋补药促进免疫的机理和其作用于免疫的具体环节，还有待深入研究。

论"肝主疏泄"

"疏泄"一词最早见于《内经》。《素问·五常政大论》说："发生之纪，是谓启陈，土疏泄，苍气达。"有人认为，此言乃"土疏泄"，而非"木疏泄"之意思，如上海中医学院文献研究所的朱邦贤教授就认为，肝主疏泄的理论并非源出于《内经》。然而，如果与《素问·宝命全形论》"土得木而达"和《礼记·月令篇》"孟春之月……祭先脾……其器疏以达……盛德在木"结合起来，我们可认为肝主疏泄理论来源于《内经》。之后汉唐医书俱未论及，至元代朱丹溪在《格致余论·阳有余阴不足论》中首倡肝司疏泄，其云："主闭藏者肾也，司疏泄者肝也。"其弟子戴思恭在《推求师意·遗精》中改为"肝为阳，主疏泄"。明代薛立斋在《内科摘要·脾肺肾亏损遗精吐血便血等症》中正式提出"肝主疏泄"。此后，历代医家多引述其肝主疏泄的理论，并将之不断发展、发挥和完善。缪希雍在《神农本草经疏·五脏苦欲补泻论》中指出："扶苏条达，木之象也，升发开展，魂（肝）之用也。"明确提出疏泄为肝的功能。清代张志聪在《黄帝内经素问集注·刺疟》中提出："肝主疏泄水液，如癃非癃，而小便频数不利者，厥阴之气不化也。"又在《黄帝内经灵枢经集注·杂病》中提到："肝主疏泄，小便不利者，厥阴之气逆也。"清代唐容川在《中西汇通医经精义·五脏所主》中说："肝属木，能疏泄水谷。脾土得木之疏泄，则饮食化。"又在《血证论·脏腑病机》中云："肝主藏血……其所以能藏之故，则以肝属木，木气冲和条达，不致遏郁，则血脉得畅。"以上认识，虽均源于《内经》，但又有所发展，"疏泄"的含义已涵盖了肝的生理特性。

《素问·五运行大论》云："东方生风，风生木，木生酸，酸生肝，肝生筋，筋生心。"古代医家以自然界树木的特性来类比肝的疏泄作用。疏，是疏通、畅达；泄，是排泄、宣泄。所谓肝主疏泄，是指肝具有疏通、条达、升发、畅泄等生理功能，有保持全身气机疏通畅达、通而不滞、散而不郁的作用，是古人对肝的生理状态的概括。人体脏腑功能的正常活动，均有赖于肝主疏泄功能的正常调

周培郁

79

节。肝气条达有利于脏腑的生理活动，对于运行气血、调节情志、协助运化、通利水道、排泄胆汁等起着至关重要的作用。肝的疏泄功能正常，则五脏气机畅达，气血冲和，脏腑经络机能协调，百病不生。如果肝脏失于疏泄，则会出现复杂多变的病理变化，不但本经有病，还会旁涉诸多脏腑，致气机紊乱。清代周学海在《读医随笔·平肝者舒肝也非伐肝也》中提出："故凡脏腑十二经之气化，皆必藉肝胆之气化以鼓舞之，始能调畅而不病。"

食药皆佳话之薏苡仁

薏苡仁又称薏仁、苡仁、米仁、苡米、土玉米、薏米、薏珠子、草珠珠、六谷子、珠珠米、五谷米、回回米、菩提珠、药玉米、水玉米、沟子米、天谷、芑实等。我国利用薏苡仁已有 4000 多年的历史，除了作为饭食佳馔，还视其为名贵中药，在药膳中应用很广泛，被列为宫廷膳食原料之一。薏苡仁有"世界禾本科植物之王"的美称，薏苡仁内含蛋白质、脂肪、碳水化合物、多种氨基酸、薏苡素、薏苡仁酯、三萜化合物、维生素 B_1、维生素 B_2 及钙、磷、镁、钾等，具有很高的营养价值。薏苡仁的碳水化合物含量略低于大米，但所含蛋白质远比米、面高。薏苡仁还含有人体必需的 8 种氨基酸，且比例接近人体需要。1988 年卫生部（现为卫健委）、国家中医药管理局等单位联合发文，正式把薏苡仁列入既是食品又是药品的范围。

中医学认为，薏苡仁性凉，味甘、淡，入脾、肺、肾经，具有健脾、补肺、清热、渗湿等功效。西医学证明，薏苡仁含有药用价值很高的薏醇、β−谷甾醇和γ−谷甾醇，这些特殊成分就是薏苡仁具有防癌作用的奥秘。薏苡仁对胃癌、肺癌、肝癌、胰腺癌、鼻咽癌、乳腺癌、宫颈癌、食道癌、直肠癌、膀胱癌均有一定疗效，其活性成分薏苡仁酯、薏苡仁油等有着很强的抗肿瘤作用。目前临床应用较多的抗肿瘤药康莱特注射液，其主要成分就是薏苡仁脂肪油。此外，薏苡仁还有抑菌、抗病毒的功效，对皮肤赘疣、雀斑、老年斑、痤疮等多种皮肤病有良好疗效。薏苡仁含有丰富的蛋白质分解酵素，能使皮肤角质软化，常吃薏苡仁可以使皮肤光滑细腻，白净有光泽，美容效果非常明显。最近几年，薏苡仁的医疗保健作用被人们逐渐认识，用途越来越广。

　　由于薏苡仁营养丰富，对于久病体虚、病后恢复期的患者以及老人、产妇、儿童都是比较好的药用食物，可经常服用。而且，薏苡仁还具有易消化吸收的特点，对减轻胃肠负担、增强体质有益。慢乙肝、肝硬化、肝癌患者的中医辨证多属于脾虚兼有湿邪，或者湿热羁留、正虚邪留；在康复过程中，如何调整饮食以促进疾病康复，是广大患者很关心的一个问题。《本草新编》说："薏仁最善利水，不至损耗真阴之气。凡湿感在下体者，最宜用之。视病之轻重，准用药之多寡，则阴阳不伤，而湿病易去……故凡遇水湿之症，用薏仁一二两为君，而佐之健脾去湿之味，未有不速于奏效者也。倘薄其气味之平和而轻用之，无益也。"《药品化义》说："薏米，味甘气和，清中浊品，能健脾阴，大益肠胃。主治脾虚泄泻，致成水肿，风湿筋缓，致成手足无力，不能屈伸。盖因湿胜则土败，土胜则气复，肿自消而力自生……假以气和力缓，倍用无不效。"薏苡仁对肝病很有好处，故肝病患者可长期服用，有利于控制病毒、消退腹水、预防肝癌。当然，薏苡仁性味平和，不论用于滋补还是用于治病，作用都较为缓和，微寒而不伤胃，益脾而不滋腻，服用日久才能见效。正如《本草述》所说："薏苡仁，除湿而不如二术助燥，清热而不如芩、连辈损阴，益气而不如参、术辈犹滋湿热，诚为益中气要药。然其味淡，其力缓，如不合群以济，厚集以投，冀其奏的然之效也能乎哉？"《本草正义》亦云："薏苡，味甘淡，气微凉，性微降而渗，故能去湿利水。以其去湿，故能利关节，除脚气，治痿弱拘挛湿痹，消水肿疼痛，利小便热淋，亦杀蛔虫。以其微降，故亦治咳嗽唾脓，利膈开胃。以其性凉，故能清热，止烦渴、上气。但其功力甚缓，用为佐使宜倍。"

此外，薏苡仁算是谷物的一种，以水煮软或炒熟比较有利于肠胃的吸收，身体常觉疲倦乏力的人可以多吃。《本草纲目》云："薏苡仁，阳明药也，能健脾益胃……土能胜水除湿。"另外，薏苡仁是五谷类中纤维素含量最高的，且低脂、低热量，是减肥的最佳主食。

1. 常用食疗方

（1）珠玉二宝粥　生山药、生薏苡仁各60g，柿霜饼24g。先将山药、薏苡仁捣成粗渣，煮至烂熟，再将柿霜饼切碎，调入融化。随意服食。

本方源于《医学衷中参西录》。山药、薏苡仁均为清补脾肺之药，然单用山药，久则失于黏腻；单用薏苡仁，久则失于淡渗；唯等分并用，乃可久服无弊。柿霜饼为柿霜熬成，可润肺补肺、健脾养胃，用于脾肺阴虚、饮食懒进、虚热劳嗽，并一切阴虚之证。用之对证，病自渐愈；即不对证，亦无他患，诚为至稳至善之方也。

（2）薏苡仁粥　薏苡仁研为粗末，与粳米等分，加水煮成稀粥。每日1～2次，连服数日。本方源于《本草纲目》，用于脾虚水肿，或风湿痹痛、四肢拘挛等。

2.食用薏苡仁的注意事项　虽然《药鉴》认为薏苡仁无毒，但其性滑利，对子宫肌层有兴奋作用，可促使子宫收缩。因此，薏苡仁有诱发流产的可能，孕妇应忌用。滑精、小便多及大便干结者亦不宜用。

常食薏苡仁既可化湿利尿，又使身体轻捷，还可减少患癌的概率。《本草纲目》记载薏苡仁可以健脾益胃、补肺清热、祛风胜湿、养颜驻容、轻身延年。薏苡仁不仅含有相当多的营养成分，还具有抗肿瘤、调节免疫、降血糖、降血钙、降压、抗病毒及抑制胰蛋白酶、诱发排卵等功效，集药用、美容和美味于一身，实乃不可多得的上好食品。难怪桂林地区有首民谣唱道："薏米胜过灵芝草，药用营养价值高，常吃可以延年寿，返老还童立功劳。"

谈"凡十一脏取决于胆"

《素问·六节藏象论》提出"凡十一脏取决于胆"，但

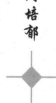

周培郁

未进一步论述，给后人留下了不解之谜。自王冰以后，历代医家对此多有探讨；但众说纷纭，诸注歧见莫衷一是。

有人认为"凡十一脏取决于胆"将胆置于五脏六腑之首、凌驾于心君之上，是不符合《内经》旨意的。《素问·六节藏象论》的这段经文只论述了五脏五腑，都没提及"胆"，可是又突然提出"凡十一脏取决于胆"，可以认为这句话不是原文所有。正如《黄帝内经素问校注语译》在"校"中说："按'凡十一'九字，疑后人所增。"

有人考虑因古文的习惯是竖排，"十一"两字可能就是一个"土"字，是后人在传抄的时候误写成了"十一"。故"凡十一脏取决于胆"实际上是"凡土脏，取决于胆也"，这样就与前面讲的"此至阴之类，通于土气"语义连贯了。

另有观点认为，"凡十一脏取决于胆"应为"取决于蛋（睾丸）"，属于六腑的胆。其依据如下：①依《内经》所论，奇恒之腑应该似脏而非脏、类腑而非腑，其中脑、髓、骨、脉、女子胞均各有所藏，或为流质，或为糊膏，或为实体；而阴囊中所藏睾丸为"精室"，与奇恒之腑的特点相同。②从《内经》看，古人有一定的解剖知识，那对"睾丸"这么显而易见的一个外部器官，为什么无解剖及生理功能的描述？所以，"取决于"的"胆"有可能系读音 dàn 的"胆"，即睾丸与阴囊。③在奇恒之腑中，只有女性之阴（女子胞），而无男性之阳（睾丸），这与《内经》阴阳之理不合；而且六腑中有胆，奇腑中又有胆，五脏六腑中为什么只有胆占二个位置？把奇恒之腑之"胆"作睾丸解，较合乎阴阳逻辑。④据考证，胆（膽）字在东汉许慎著的

《说文解字》中已收载，蛋字到宋代才在有关字典中收载，而《内经》一书成书于秦汉时期，故奇恒之腑的胆应是指睾丸，为示区别宜用"蛋"字假借。

还有人由训诂入手，认为"取决"是"阙"的慢读音，"取决于"的"于"字，训为"如"，故"取决于"三字即"阙如"二字，而"阙如"就是空缺、缺漏之意。所以，"凡十一脏取决于胆"实际上是"凡十一脏阙如胆"的意思。回顾这段经文，六腑中只谈及胃、大肠、小肠、三焦、膀胱，确实没有谈到"胆"。因此，"凡十一脏取决于胆也"是记录于旁的后人评语，被抄写者误写入了正文。

周培郁教授通过研读《内经》，认为"凡十一脏取决于胆"可以理解为十一脏腑多要依赖胆之生理功能来维持，并具有多方面的含义。

1. 春生之气，万物以荣　李东垣在《脾胃论·脾胃虚实传变论》中指出："胆者少阳春生之气，春气生则万物安。故胆气春升，则余脏安之，所以十一脏取决于胆也。"胆为阳中之少阳，属甲木，主少阳春升之气，春气升则万物皆安。这是自然界的规律，无生则无化、无收、无藏。李中梓也认为："胆为奇恒之腑，通全体之阴阳。况胆为春生之令，万物之生长化收藏，皆于此托初禀命也。"张志聪亦说："五脏六腑共为十一脏，胆主甲子，为五运六气之首，胆气升则十一脏腑之气皆升，故取决于胆也。"胆气主升，胆气升发则诸脏之气生，胆的升发条达之性与肝喜条达而恶抑郁同义。人与天地相参，在人体则胆主甲子，胆气升发条达，如春气之升，则脏腑之气机调畅，从而维持其正常的生理功能。《景岳全书·论证》说："胆附于肝，主少阳春生之气，有生则生，无生则死，故经曰：凡十一脏，皆取决于胆者，正以胆中生气，为万化之元也。"

2. 气以胆壮，邪不可干 《素问·灵兰秘典论》曰："胆者，中正之官，决断出焉。"五脏所主五神中，魂魄为五神之两纲。魂是后天逐渐发展起来之思想意识，魄为与生俱来的功能活动。因"随神往来谓之魂""并精出入谓之魄""附神之气为魂""附形之灵为魄"，故陈修园把魂魄列为五神之两纲；魂属阳而魄属阴，阳为主，阴为从，故属阳之魂即居于首位。肝藏魂，主谋虑，但《类经·藏象类》曰："肝气虽强，非胆不断。肝胆相济，勇敢乃成。"《素问·奇病论》亦曰："夫肝者中之将也，取决于胆……数谋虑不决，故胆虚气上溢。"胆气虚则谋虑不能决断，进而影响五神，可致神不舍、魂不定、魄不宁、意不刚、志不坚。清代程杏轩在《医述·脏腑》中说："勇者气行则止，怯者着而为病，《经》言最宜旁通。凡人之所不畏者，皆是也。遇大风不畏，则不为风伤。遇大寒大热不畏，则不为寒热中。饱餐非出于勉强，则必无留滞之患。气以胆壮，邪不能干，故曰十一脏皆取决于胆。"

3. 少阳为枢，主持阳气 《素问·生气通天论》云："阳气者，若天与日，失其所，则折寿而不彰，故天运当以日光明。"揭示了阳气在人体生命活动中的重要地位，充分反映了"阳气是生命的主宰"。《景岳全书·论虚损病源》说："而胆以中正之宫，实少阳生气所居，故十一脏阳刚之气皆取决于胆，若或损之，则诸脏生气，皆消索致败，其危立见。"朱丹溪也说："相火惟有裨补造化，以为生生不息之运用耳。"并认为"人非此火，不能有生"。相火居于胆，布于三焦，而三焦为阳气之父。胆为少阳，为阳气之枢，有枢转、主持人体阳气和运送三焦阳气的功能，故"凡十一脏取决于胆"。

4. 中精之府，融化食物　胆汁，别称"精汁""清汁"。人之生长、发育全赖水谷精微所养，而水谷精微的化生离不开胆疏泄之精汁。《难经正义》说精汁是"感肝木之气化而成，人食后小肠饱满，肠头上逼胆囊，使其汁流入小肠之中，以融化食物，而利传渣滓。若胆汁不足，则精粗不分，粪色白洁而无黄"。精汁能使水谷化生精微以养五脏六腑；若胆病则影响水谷精微化生，使五脏六腑失养，故可说"十一脏取决于胆"。

治未病

"治未病"是一个具有深刻内涵的理论体系，其核心充分体现了以预防为主的思想。21世纪的医学正经历着从"以治愈疾病为目的的高技术追求"转向"预防疾病和损伤，维持和促进健康"的重大变革，正从重治疗向重预防保健、从针对病原的对抗治疗向整体调节的方向发展。"治未病"理念与21世纪医学的调整方向完全一致，集中体现了医学目的的调整和医学模式转变的核心价值。

"治未病"是我国现存最早的医学论著《黄帝内经》

（简称《内经》）提出的以预防为主的医学理论观点。《素问·四气调神大论》曰："是故圣人不治已病治未病，不治已乱治未乱，此之谓也。夫病已成而后药之，乱已成而后治之，譬犹渴而穿井，斗而铸锥，不亦晚乎！"《难经·七十七难》亦曰："经言上工治未病，中工治已病者，何谓也？然，所谓治未病者，见肝之病，则知肝当传之与脾，故先实其脾气，无令得受肝之邪，故曰治未病焉。中工者，见肝之病，不晓相传，但一心治肝，故曰治已病也。"

"治未病"理论形成于《内经》和《难经》，汉代张仲景的《伤寒杂病论》则是实践、发挥"治未病"思想的典范。其后唐代医家孙思邈比较科学地将疾病分为"未病""欲病""已病"三个层次："上医医未病之病，中医医欲病之病，下医医已病之病。"他反复告诫人们要"消未起之患，治未病之疾，医之于无事之前"。此后，历代医家不断充实完善"治未病"的理论内涵。清代医学家叶天士根据温病传变特点，提出"先安未受邪之地"的早期治疗原则。当代著名中医学家邓铁涛教授寄语青年中医，要充分发挥中医药的优势，他以"上工治未病"为例，指出"治未病"比亚健康的概念还要超前。

在中医防病治病理论体系中，"治未病"的思想实际上包含着"未病先防""已病早治""既病防变""瘥后防复"四个方面的含义。

1. 未病先防 《素问·上古天真论》云："上古之人，其知道者，法于阴阳，和于术数，食饮有节，起居有常，

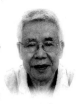

不妄作劳，故能形与神俱，而尽终其天年，度百岁乃去。"是指在疾病发生之前，以传统中医理论为指导，遵循阴阳五行生化收藏之变化规律，通过各种方法对人体进行科学调养，固护正气，保持生命健康活力，提高机体免疫功能，达到增进健康、预防疾病、延年益寿的目的。未病先防、治在病先，是中医学对预防医学的独特认识和精辟见解。张仲景在《金匮要略·脏腑经络先后病脉证》中提出了"上工治未病"的观点，接着又先后提出"若五脏元真通畅，人即安和"；"若人能养慎，不令邪风干忤经络"；"不遗形体有衰，病则无由入其腠理"。朱丹溪在《丹溪心法·不治已病治未病》中说："与其救疗于有疾之后，不若摄养于无疾之先，盖疾成而后药者，徒劳而已。是故已病而不治，所以为医家之法；未病而先治，所以明摄生之理。夫如是则思患而预防之者，何患之有哉？此圣人不治已病治未病之意也。"孙思邈也说："消未起之患，治未病之疾，医之于无事之前。"说明疾病是可以预防的。

2. 已病早治 《素问·刺热》云："肝热病者，左颊先赤；心热病者，颜先赤；脾热病者，鼻先赤；肺热病者，右颊先赤；肾热病者，颐先赤。病虽未发，见赤色者刺之，名曰治未病。"《灵枢·逆顺》云："上工刺其未生者也，其次刺其未盛者也，其次刺其已衰者也。下工刺其方袭者也，与其形之盛者也，与其病之与脉相逆者也。故曰：方其盛也，勿敢毁伤，刺其已衰，事必大昌。故曰：上工治未病，不治已病。此之谓也。"这里"治未病"的意思是指疾病的早期治疗。此处所谓的"未生"，实际上已经有先兆存在，

周培郁

即疾病早期症状较少且病情较轻的阶段。此时机体已有潜在的病理信息，如间断的不适感、疲倦、头疼等，但尚未有任何临床实验室指标协助诊断，因而误认为健康无病。这类似于唐代孙思邈所说的"欲病"阶段，也就是说疾病的发展仍处于"潜伏"时期。在这种情况下，及时发现、早期诊断治疗无疑起着决定性作用。由于科技的飞速发展和医学检测手段的提高，现在已经可以对一些疾病进行早期识别、诊断和治疗。此外，张仲景也提出了病邪"适中经络，未流传脏腑，即医治之"的有病早治思想，并提出了一系列具体的防治措施："四肢才觉重滞，即导引、吐纳、针灸、膏摩，勿令九窍闭塞。"指出应该在疾病发作之前，把握合适的时机来治疗疾病，从而达到"治未病"的目的。同时，欲病亦应该预防在先。孙思邈在《备急千金要方·论诊候》中指出："五脏未虚，六腑未竭，血脉未乱，精神未散，服药必活。"如果说错过了未病先防，就千万不能再错过对欲病的预防良机。正如《备急千金要方·伤寒例》所说："凡人有少苦似不如平常，即须早道，若隐忍不治，冀望自瘥，须臾之间，以成痼疾。"若发展到五脏已虚、六腑已竭、血脉已乱、精神已散的程度，治疗上就困难多了，用药花费也多。

3. 既病防变　是指在患病以后，根据疾病传变规律，及时明确诊断、及时治疗处理，防止疾病的传变与发展。正如《难经·七十七难》所云："经言上工治未病，中工治已病者，何谓也？然，所谓治未病者，见肝之病，则知肝当传之与脾，故先实其脾气，无令得受肝之邪，故曰治未病焉。中工者，见肝之病，不晓相传，但一心治肝，故曰治已病也。"至汉代张仲景进一步发挥，在《金匮要略·脏腑经络先后病脉证》中论述："问曰：上工治未病，何也？师曰：夫治未病者，见肝之病，知肝传脾，当先实脾。四季脾旺不受邪，即勿补之。中工不晓相传，见肝之病，不解实脾，惟治肝也。"清代魏荔彤在《金匮要略方论本义》中指出这是张仲景"总揭诸病当预图于早，勿待病成方治，以贻悔也"。所以，只知道治疗病变脏腑之病，是治已病，是"中工"所为；如果还知道这个脏腑的病变会影响其他脏腑，而预先充实固摄尚未发生病变脏腑的经气，防止病邪传变与发展，才是治未病，才是"上工"所为。清代名医叶天士深谙既病防变之道，他在《温热论》中指出："务在先安未受邪之地。"明末清初医家喻嘉言亦在"治未病"方面造诣颇深，其所著的《医门法律》将"未病先防，已病早治"的精神贯穿始终。

4. **瘥后防复** 是指在疾病痊愈之后，患者通过医生的指导，重视精神、饮食、劳作等方面的综合调理，防止疾病复发。如《素问·上古天真论》中讲到"上古之人，其知道者，法于阴阳，和于术数，食饮有节，起居有常，不妄作劳，故能形与神俱，而尽终其天年，度百岁乃去"，以及"虚邪贼风，避之有时，恬惔虚无，真气从之，精神内守，病安从来"。《素问·生气通天论》讲到"阴之所生，本在五味；阴之五宫，伤在五味"；《素问·脏气法时论》还提倡"五谷为养，五果为助，五畜为益，五菜为充"；反对"以酒为浆，以妄为常，醉以入房，以欲竭其精，以耗散其

周培郁

真"。三国时期诸葛亮有句名言："治身之道，务在养神。"《养生录》中还谈到养生"六宜"，即食宜早些、食宜暖些、食宜少些、食宜淡些、食宜缓些、食宜软些。并云："常观天下之人，凡气之温和者寿，质之慈良者寿，量之宽宏者寿，言之简默者寿。盖四者，皆仁之端也，故曰仁者寿。"张仲景告诫人们"房室勿令竭乏"，"服食节其冷、热、苦、酸、辛、甘"。因为偏嗜五味、过食肥甘易引起脏腑气血之变，如"膏粱之变，足生大丁"；"肥则令人内热，甘则令人中满，不节则百病丛生"。中医在患者病愈后常有许多的医嘱，这些都是瘥后防复的措施。

"治未病"的思想理念使预防的位置大步前移到未病之前，前置到欲病之前，被国际评为"最先进、最超前的预防医学"。目前越来越多的医院建立了"治未病中心"，开展了众多"治未病"特色项目。在2007年中奥中医药合作中心专家论坛上，奥地利卫生家庭青年部副部长施罗格先生表示："中医药不应该被用作一种替代疗法，而是应作为一种中西医结合的整体观念……中医药在西方世界日益得到重视。这不但体现在治疗上，还体现在预防上。"

关于"肝生于左，肺藏于右"

"肝生于左，肺藏于右"出自《素问·刺禁论》。其曰："脏有要害，不可不察，肝生于左，肺藏于右，心部于表，肾治于里，脾为之使，胃为之市……从之有福，逆之有咎。"现代人体解剖学表明，肝脏生长在人体的右侧，而中医学说肝生于左，导致一些人由此攻击中医的科学性，认定中医学理论是不科学的荒谬理论、是"伪科学"。

其实古人不但懂得解剖学，还懂得内脏的功能要害。《灵枢·经水》云："若夫八尺之士，皮肉在此，外可度量切循而得之，其死可解剖而视之。"《灵枢·肠胃》《灵枢·平人绝谷》等章节更是详细描述了口唇、咽喉、食管、胃、小肠、大肠的形状、长度和容量。实际上，中医学早已正确认识到肝脏、肺脏的位置，如《难经·四十二难》说："肝重二斤四两，左三叶，右四叶，凡七叶……肺重三斤三两，六叶两耳，凡八叶……胆在肝之短叶间，重三两三铢，盛精汁三合。"《素问·脏气法时论》曰："肝病者，两胁下痛引少腹，令人善怒。"《素问·痿论》曰："肺者，脏之长也，为心之盖也。"《灵枢·九针论》曰："肺者五脏六腑之盖也。"《灵枢·五邪》曰："邪在肝，则两胁中痛。"元代滑寿在《十四经发挥》中说："肝之为脏，左三叶，右四叶，其治在左。其脏在右胁右肾之前，并胃着脊之第九椎。"《医宗必读·新改正内景脏腑图》云："肺叶白莹，谓之华盖，以覆诸脏……肝居膈下，上着脊之九椎下。"《血证论·脏腑病机论》云："肺为乾金，象天之体，又名华盖，五脏六腑，受其覆冒。"以上论述明确地指出肝脏是位于右胁下的，并且与右肾相邻，这与西医学的解剖学发现是完全一致的。

详察《素问·刺禁论》所讲的心、肾、脾、胃皆非指解剖部位，而是指脏腑的功能特点。心居上焦，为阳中之

周培郁

93

太阳，故主表；肾位下焦，为阴中之阴，故主里；脾主运化，主"为胃行其津液"，故为使；胃主受纳，"为水谷之海"，故为市。由此可见，"肝生于左，肺藏于右"不是指解剖部位，而是《内经》对其生理功能、病理变化和辨证论治的特殊理论。

"肝生于左，肺藏于右"是"天人合一"的具体体现。王冰曰："肝象木，旺于春，春阳发生，肝生于左也；肺象金，旺于秋，秋阴收杀，故藏于右也。"杨上善在《黄帝内经太素·知针石》中说："肝者为木在春，故气生左。肺者为金在秋，故气藏右也。肝为少阳，阳长之始，故曰生也。肺为少阴，阴藏之初，故曰藏也。"生，《广雅》曰："生，出也。"出，《考工记》玉人注："向上谓之出。"故"肝生于左"者，谓肝气从左向上升也。藏，《词源》曰："潜匿也"。潜，《中华大字典》曰："潜，沈也……沈，下也。"匿，《中华大字典》曰："藏也"。说明潜与匿皆有"下"的含义。故"肺藏于右"者，谓肺气从右下降也。"左右"是指阴阳气机升降的道路，正如《素问·阴阳应象大论》说："左右者，阴阳之道路也。"左为阳，右为阴；左主升，右主降。清代张志聪在《黄帝内经素问集注·刺禁论》中说："曰生曰藏者，谓脏体藏于内，脏气之从左右而出于外也。"肝为阴中之阳，主升发，喜条达，主疏泄气机，调畅气血，旺于春，属阳，故从左而升；肺为阳中之阴，主肃降，其性主降主杀，旺于秋，属阴，故从右而降。

"肝生于左，肺藏于右"在《中医基础理论》中的解释是："关于肝的部位，古代文献中有'肝左肺右'之说，始见于《黄帝内经》：'肝生于左，肺藏于右。'这非指解剖部位而言，而是从肝和肺的生理功能特点而言的。因为中医学认为左右为阴阳之通路，人生之气，阳从左升，阴从右降。肝属木，应春，位居东方，为阳生之始，主生主升发；肺属金，应秋，位居西方，为阴藏之初，主杀主降。左为阳升，右为阴降。肝体居右，而其气自左而升；肺居膈上，而其气自右而降。肝为阴之阳主升发，肺为阳中之阴主肃降。故有肝左肺右的说法。"正如清代罗定昌在《脏腑图说症治要言合璧》中云："左肝右肺之说，今古无辨，岂知肝之体不在左而在右。经曰：左肝右肺者，以肝之用在左，肺之用在右也。"

"肝生于左，肺藏于右"反映了"气"在人体脏腑中的运动规律。气机调畅必须具备两个条件：①气的升降出入之间要平衡协调；②气的运行要通畅无阻。这一理论对于指导气机失常病变的治疗具有重要意义。"百病皆生于气"，气为生命之本。《庄子·知北游》说："人之生，气之聚也。聚则为生，散则为死……故曰：'通天下一气耳。'"《难经·八难》说："气者，人之根本也。"左升右降，肝肺和谐，则气机畅达，血行畅通，水津下布，浊气下达。病理上，若肺失肃降，则气机壅滞，并且影响肝气的升发，致使肝气郁结。《王氏医案释注》云："清肃之气不行，升降之机亦窒……治节不行，一身之气皆失其顺降之机。"若肝升太过，亦可影响肺气的肃降，即"左升太过，右降无权"。若肝气虚，升发无力，气虚下陷，亦可引起肺的治节失常。如清代唐大烈在《吴医汇讲·升降出入论》中说："内陷者，

周培郁

95

有入而无出；下陷者，有降而无升。此升降出入四字，为一生之橐籥，百病之纲领。"此外，肝肺升降失常，还可以引起脾胃功能失常，导致脾气不升、胃失和降，或腑气不通等证。

略谈"肝气虚"

早在《内经》中，古人对肝气虚已有较多论述，如《灵枢·天年》谓："五十岁，肝气始衰，肝叶始薄，胆汁始减，目始不明。"《素问·上古天真论》谓："丈夫……七八，肝气衰，筋不能动。"《素问·方盛衰论》谓："肝气虚，则梦见菌香生草，得其时则梦伏树下不敢起。"《灵枢·本神》亦谓："肝气虚则恐，实则怒。"这些说明肝气虚是客观存在的。正如秦伯未在《谦斋医学讲稿·论肝病》中明确指出："从整个肝脏生理来说，以血为体，以气为用，血属阴，气属阳，称为体阴而用阳。故肝虚证有属于血亏而体不充的，也有属于气衰而用不强的，应该包括气血阴阳在内，即肝血虚、肝气虚、肝阴虚、肝阳虚四种。正常的肝气和肝阳是使肝脏升发和调畅的一种能力，故称为用。病则气逆阳亢，即一般所谓'肝气''肝阳'证；或表现为懈怠、忧郁、胆怯、头痛麻木、四肢不温等，便是肝气虚和肝阳虚的证候……这一点对治疗肝病十分重要，如果把肝气和肝阳作为病理名词，都从病理方面去研究而忽视了生理方面的主要作用，并在肝虚证上只重视血虚而不考虑气虚，显然是不全面的。"确实，五脏均有气血，故各脏疾病均应有虚实之分。其他四脏均各有其气（阳）虚证候，唯独"肝气虚"自《内经》之后始终没有引起后世医家的重视，专题论述者鲜见，教科书中亦多不提及。

肝气虚证之所以未引起重视，主要是由肝的生理、病理特点所决定的。肝的生理功能主要有主疏泄与藏血，而肝气则为其基础。肝以血为体，以气为用，故曰体阴而用阳。肝的虚证既有肝"体"亏损，也有肝"用"不足。肝为将军之官，罢极之本，内寄相火，外应风木，体阴用阳，阳易亢动而阴易亏损，临证多见肝血虚、肝阴虚之证。然肝之阴阳气血之间互根互用、相互依存，既有肝脏阴血之不足，也有肝之阳气之不足。前人对"肝气"在整体之气中的重要位置早有认识，如《素问·六节藏象论》云："肝者，罢极之本，魂之居也，其华在爪，其充在筋，以生血气。"《素问·生气通天论》云："阳气者，精则养神，柔则养筋。"《灵枢·脉度》云："肝气通于目，肝和则目能辨五色矣。"《灵枢·决气》则指出："精脱者，耳聋；气脱者，目不明。"而肝气虚被忽视的重要原因是因为肝体阴而用阳，肝血肝阴易损、肝气易横逆、肝阳易偏亢，造成肝气虚证要比肝阴虚证和肝血虚证少，比其他肝之实证也少。但无论从阴阳学说来分析，还是总结临床实践，肝脏体阴而用阳与肝气虚并不矛盾，体阴用阳仅是肝脏的特性之一。肝气，乃肝之生理功能，主持疏泄，运行周身，动而不已；又主藏血，调节血量，防止出血。肝气外荣筋脉，主司肢体运动；肝气通于目，目能视万物而辨五色。凡此，皆肝

周培郁

气之用，以"动"为特点。一旦用之过度，则损耗而虚。张景岳说："运动过度，筋必疲极。"另外，酒色过度、暴病久病、年老体弱、用药不当等皆可损耗肝气，形成肝气虚证。

肝气虚证的临床表现，主要有以下几个方面。

1. 胁肋虚闷或坠胀　肝居胁下，肝之经脉布两胁肋。肝气不足，疏泄无力，则见胁肋虚闷或坠胀，而不是满闷或攻窜胀痛，更没有灼热或气逆冲激之感，这是与其他肝病之胁部症状的鉴别要点。《素问·脏气法时论》谓："肝病者，两胁下痛引少腹，令人善怒；虚则目䀮䀮无所见，耳无所闻，善恐如人将捕之。"

2. 精神扰郁或胆怯　肝藏血而舍魂，肝主疏泄而调节精神情志。肝气亏虚则肝不藏魂，精神情志失于调节，胆也因之而失于决断，故精神抑郁、遇事寡断、虚怯善恐。这与肝病实证之性情刚烈、急躁易怒形成鲜明对比。《素问·方盛衰论》谓："肝气虚，则梦见菌香生草，得其时则梦伏树下不敢起。"《灵枢·本神》谓："肝藏血，血舍魂，肝气虚则恐，实者怒。"

3. 视物不清或眼前幻影　肝气通于目，目为肝窍，"肝气和则目能视五色"。《灵枢·天年》谓："五十岁，肝气始衰，肝叶始薄，胆汁始减，目始不明。"若肝气不足，目失所养，则视力渐退，视物模糊，或云雾移睛，或视物变形。但由于肝气虚证被忽视，这些症状以往多以气血不足解释，但究竟属何脏不足却不明确，使临床用药缺乏针对性。

4.四肢麻木或痿弱无力 《素问·上古天真论》谓:"丈夫……七八,肝气衰,筋不能动。"肝主筋,故麻木多与肝有关,痰阻肝络、肝经血瘀、肝血不足、肝风内动等皆可发生麻木。其病机不外"虚""实"两个方面:一是实邪阻滞,筋脉不畅,气血受阻;二是正气亏虚,筋脉失于濡养和温煦。前者为实,后者为虚。实证之麻木,多兼患肢胀与痛;虚证之麻木,多兼肢体软弱无力而无痛与胀。肝气虚之麻木当为后者。

关于肝气虚的治疗,《难经·十四难》指出:"损其肝者,缓其中。"《证治准绳》载滑寿方补肝散(山茱萸、当归、五味子、山药、黄芪、川芎、木瓜、熟地黄、炒白术、炒枣仁、独活),可谓是治疗肝气(血)虚证的代表方。《景岳全书·虚损》云:"诸血筋膜之损,其治在肝。"张锡纯治疗肝气虚证以黄芪为主药,佐以理气之品,并在《医学衷中参西录》中介绍了治疗肝气虚证的经验:"愚自临证以来,凡遇肝气虚弱不能条达,用一切补肝之药皆不效,重用黄芪为主,而少佐以理气之品,服之覆杯即见效验,彼谓肝虚无补法者,原非见道之言也。"

肝气虚的论治应注意几点:首先,肝气虚证是以肝气不足、疏泄无力为主要病机,故而补肝气为当务之急。依张锡纯治疗肝气虚证的经验,应该"重用黄芪为主,而少佐以理气之品"。黄芪补气且升气,切中病机,实为补肝气之首选。其次,根据"肝藏血,血养气"的理论和肝喜柔

周培郁

和而恶刚的生理特性，补肝气必须与补肝血兼用。一则补肝血以生养肝气，二则防止温燥药物耗伤肝之阴血。可选用当归、地黄、酸枣仁。张仲景治疗肝阳（气）虚多用当归，如当归与桂枝、当归与吴茱萸合用等。再者，根据肝喜条达之生理特性和肝病易郁的病理特点，在补肝气的方药中加入柴胡、薄荷之类疏肝理气解郁之品，不但能够防治因虚而郁，也有助于肝气的恢复。这是"顺其性而治"的具体运用。

所以，无论是从理论还是从临床上，都表明有肝气虚证的存在。如果只讲肝气有余而不言肝气不足，不仅大背经旨，也与临床实际不符。

乙肝治疗需扶正

慢性乙肝病毒携带者体内 T 淋巴细胞功能不全，免疫反应仅能清除部分病毒，并使部分肝细胞受到免疫损伤；而未被清除的乙肝病毒反复感染肝细胞，并进行复制，又不断出现肝细胞损害，最终表现为慢乙肝。由于乙肝病毒反复活动，迁延日久，导致疾病缠绵难愈。周培郁教授总结长期治疗乙肝的临床经验，认为治疗乙肝的一大要点就是需要扶正。

扶正属于八法中的"补法"，也就是扶助正气，是中医治病的主要治则之一。正气，即真气，是机体抗御病邪、

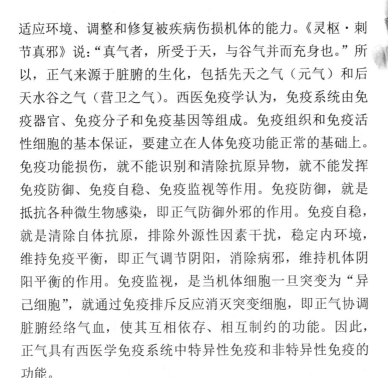

适应环境、调整和修复被疾病伤损机体的能力。《灵枢·刺节真邪》说："真气者，所受于天，与谷气并而充身也。"所以，正气来源于脏腑的生化，包括先天之气（元气）和后天水谷之气（营卫之气）。西医免疫学认为，免疫系统由免疫器官、免疫分子和免疫基因等组成。免疫组织和免疫活性细胞的基本保证，要建立在人体免疫功能正常的基础上。免疫功能损伤，就不能识别和清除抗原异物，就不能发挥免疫防御、免疫自稳、免疫监视等作用。免疫防御，就是抵抗各种微生物感染，即正气防御外邪的作用。免疫自稳，就是清除自体抗原，排除外源性因素干扰，稳定内环境，维持免疫平衡，即正气调节阴阳，消除病邪，维持机体阴阳平衡的作用。免疫监视，是当机体细胞一旦突变为"异己细胞"，就通过免疫排斥反应消灭突变细胞，即正气协调脏腑经络气血，使其互相依存、相互制约的功能。因此，正气具有西医学免疫系统中特异性免疫和非特异性免疫的功能。

扶正一法，自《内经》阐发以来历代医家均有发挥。《素问·至真要大论》就有"虚者补之"之说；《素问·阴阳应象大论》亦提到："形不足者，温之以气；精不足者，补之以味。"《素问·至真要大论》还指出"补上治上制以缓，补下治下制以急，急则气味厚，缓则气味薄"和"劳者温之""损者温之"，奠定了扶正法的理论基础和使用原则。《难经·十四难》进一步指出五脏分补、虚则补其母、泻南方补北方等立法原则。《神农本草经》所载365味药物，其中具有补益作用的达70味，为扶正治疗奠定了药物基础。

周培郁

中医学认为，"正气存内，邪不可干"；"邪之所凑，其气必虚"。疾病的发生、发展、转归均取决于正邪之争。正气充实就能抵御邪气，免于发病；即使发病，正气也可祛除病邪，使机体易于康复。正气虚衰或邪气太强，则正不胜邪，疾病的发生、发展就不可避免，或者病情缠绵难愈。因此，正气是正邪斗争的主导方面，正气盛衰是决定矛盾转化的关键。一切外来的病原微生物和因各种因素改变性质的自身组织细胞，均为"邪气"，均是能刺激机体产生免疫排斥反应的"非己"物质。因此，免疫反应就是正邪交争的反应，正气战胜邪气则疾病向愈，否则就会发病或病情恶化。

正因为疾病的发生、发展、转归均取决于正邪的盛衰，故扶正与祛邪是中医治病的两大法则。扶正就是调动机体的抗病力，提高机体的免疫功能，增强其稳定性。祛邪就是祛除破坏免疫平衡的一切因素。现代免疫药物实验证明，补气、补血、补阴、补阳等扶助正气的药物及方剂均能提高免疫功能，对特异性免疫还是非特异性免疫均有一定作用，尤其对细胞免疫功能促进更为明显，并具有双向调节作用；祛邪药物抑制体液免疫。扶正祛邪并用，则能更好地发挥双向调节作用。所谓双向作用，是指同一药物（方剂）具有促进细胞免疫并抑制体液免疫的作用。

在人体免疫系统中，T淋巴细胞具有细胞免疫功能，其抗原的作用是直接或间接的，其中直接作用是致敏淋巴细胞能直接破坏细菌和病毒。而B淋巴细胞主管人体的体液免疫功能，B淋巴细胞激活后转化为浆细胞，才能产生各

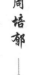

种特异性抗体。抗体进入血液、淋巴液、组织间液或结合于黏膜表面，在免疫细胞和补体的协同下，杀灭溶解细菌和病毒。巨噬细胞具有较强的吞噬、消化抗原的能力，使抗原分解为碎片。此外，巨噬细胞还能将特异性抗原的信息传递给 T 淋巴细胞、B 淋巴细胞，使其转化而产生细胞免疫和体液免疫。巨噬细胞还能释放白细胞介素，促进抗体形成和各种代谢。淋巴因子能使 T 淋巴细胞在抗原的刺激下，形成和释放一组含有多种生物活性的可溶性介质，能促进效应 T 细胞，尤其是 TC 细胞的分化成熟；还能维持已激活的 T 淋巴细胞和 NK 细胞的克隆及其在体外的持续增殖；还能活化 B 淋巴细胞和巨噬细胞。结合乙肝的病理机制，治疗乙肝必须在扶正祛邪基础上，加以增强免疫功能，增强 T 淋巴细胞、B 淋巴细胞、巨噬细胞等对病毒的吞噬能力。因此，在乙肝的治疗中，要扶正祛邪兼顾，并且扶正不留邪、祛邪勿伤正。

肝纤维化需重视

　　肝纤维化是个病理组织学概念，是指由各种致病因素所致的肝内纤维组织异常增生。其病理表现为肝内弥散性细胞外基质过度沉积；细胞病理学基础为肝星状细胞活化、增殖并产生胶原。过度的纤维化可使肝小叶结构紊乱，肝细胞总量减少，致使肝功能障碍；还会在门静脉与肝静脉间形成侧路吻合，使肝细胞有效循环血量减少；而肝内微

周培郁

循环受阻会导致门脉高压。肝纤维化是慢性肝病发展为肝硬化及肝癌的中间阶段，如不及时治疗则可能进展为失代偿期肝硬化，并出现各种终末期肝病并发症。如果能阻止或逆转肝纤维化，则会使大多数慢性肝炎得到控制，并能预防和减少肝硬化的发生，截断"慢性肝病—肝纤维化—肝硬化—肝癌"的发展过程。我国《肝纤维化中西医结合诊疗指南》指出，抗肝纤维化治疗的近期目标在于抑制肝纤维化进一步发展；远期目标在于逆转肝纤维化，改善患者的肝脏功能与结构，延缓肝硬化及其失代偿期的发生，改善生活质量，延长患者生存期。因此，抗肝纤维化是治疗慢性肝炎、肝硬化的重要措施。当代肝脏病学奠基人Hans Popper 教授曾说过："谁能阻止或延缓肝纤维化，谁将能医治大多数慢性肝病。"世界卫生组织亦发出呼吁："谁能阻止或延缓肝纤维化的发生，谁就将治愈慢性肝炎。"这充分说明肝纤维化在肝病发展过程中的重要性和其防治的必要性。

从慢性肝炎发展为肝纤维化一般只需 2～6 年的时间，年龄越大，发病的概率越大；而由肝纤维化进展到肝硬化可历经几年至数十年不等。目前，确诊肝纤维化的方法是肝脏组织穿刺结合病理检查。但很多情况下，能做出肝纤维化的临床诊断时，肝脏穿刺病理检查结果显示已经为肝硬化中晚期，错过了治疗肝纤维化的最佳时间。所以，在没有肝脏穿刺病理检查的前提下，可根据病史判断。我国著名肝脏病理学家胡锡琪教授指出：急性肝炎超过 1 年且反复发作炎症的患者应该接受抗纤维化治疗；小三阳（包

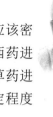

括 e 抗原阴性肝炎）患者不论转氨酶是否稳定，都应该密切随防，如有条件不要拒绝抗纤维化治疗；在服用西药进行抗病毒治疗时，可能会反复出现炎症，宜加用中草药进行抗纤维化治疗。目前研究已证实，肝纤维化与一定程度的肝硬化都是可逆的，部分药物可促进肝纤维化逆转。

在我国导致肝硬化的最主要原因是慢乙肝。由于乙肝病毒持续存在，引起肝内慢性活动性炎症反应，从而造成慢性肝损伤、肝细胞变性坏死、间质中结缔组织异常增生。如果病毒复制得到有效抑制，肝损伤病变处于静止状态，肝纤维化就可以逆转。目前慢乙肝最主要的药物治疗方法是抗病毒及抗纤维化，其中长期的抗病毒治疗已被公认为治疗慢乙肝乃至乙肝后肝硬化的关键措施。我国著名中西医结合肝病专家王宝恩教授认为："在我国患有肝纤维化的乙型肝炎患者中，几乎 100% 都有病毒复制，抗纤维化必须与抑制病毒复制相结合，二者有因果关系，不可偏废。"我国《慢性乙肝防治指南》中明确指出，抗病毒治疗是抗纤维化治疗的基础，其通过有效抑制肝炎病毒复制，减轻肝脏持续损伤，从而促进肝组织的修复，延缓肝硬化的进程。

目前，尚无西药可以有效治疗肝纤维化。西医曾试用秋水仙碱治疗肝纤维化，但其不良反应远远大于治疗效果，故秋水仙碱基本上已退出肝纤维化的临床治疗。近年来，国内围绕中医药抗肝纤维化展开了一系列研究，广泛开展抗肝纤维化的中药实验与临床试验，取得了一些进展，为临床治疗提供了许多宝贵经验，显示出中医药特有的优越性。因此，目前普遍认同采用中西医结合方法进行治疗肝

周培郁

纤维化。中华医学会肝病学分会的《肝纤维化中西医结合诊疗指南》指出，在对因治疗的基础上，结合中医药可以取得较好的综合疗效。

中医学认为，慢性肝炎、肝纤维化主要责之"血瘀"，其病机是疫毒侵入人体留恋不去，久病入络，出现气滞血瘀。实验研究证实，中医血瘀主要包括血液循环障碍、结缔组织增生及变性。机体全身微循环功能的紊乱可引发各脏器功能性及器质性改变，在肝脏可引起肝细胞的缺血、缺氧，发生继发性损害，进而发生纤维化。实验观察表明，急、慢性病毒性肝炎患者的微循环均有明显的异常改变。因此，改善微循环是治疗肝炎的一个重要方面。由于活血化瘀类中药能改善血液循环，特别是微循环及结缔组织代谢，故目前中医治疗肝纤维化大多以活血化瘀为治则。

理气活血、软坚散结的治法，能使肝内循环受阻导致的肝脾肿大得到改善，常用的药物有丹参、柴胡、桃仁、川芎、莪术、三棱、红花、当归、延胡索、夏枯草、川楝子、垂柳叶、穿山甲、王不留行、鸡内金、泽兰等。目前用药以复方为主，如有人认为当归与柴胡配伍则缩肝，与延胡索配伍则缩脾。《肝纤维化中西医结合诊疗指南》中推荐的抗纤维化中成药有扶正化瘀胶囊（片）、复方鳖甲软肝片、大黄䗪虫丸、鳖甲煎丸、强肝胶囊、苦参素胶囊等。

中医用药难传之秘

  日本学者曾感叹："汉方之不传之秘，在剂量上！"一名中医经常用到的药物一般不会超过两三百味；而他所治疗的范围，却可以囊括内、外、妇、儿、皮肤等各科疾病。其中的奥秘，一是掌握中药的剂量，二是掌握组方的配伍变化，三是掌握剂型更换的变化。

  中医有许多难传之秘，其中就有"不传之秘在于量"的说法。中药剂量的变化非常微妙，要根据实际情况来灵活掌握，否则就会出现"失之毫厘，差之千里"的结果。有些方剂的药物组成虽然相同，但药物的用量各不相同，其药力则有大小之分，配伍关系则有君臣佐使之变，从而其功用、主治各有所异。例如，小承气汤与厚朴三物汤均由大黄、厚朴、枳实三味药组成，但小承气汤以大黄四两为君、枳实三枚为臣、厚朴二两为佐，其功用为攻下热结，主治阳明里实热结证的潮热、谵语、大便秘结、胸腹痞满；而厚朴三物汤以厚朴八两为君、枳实五枚为臣、大黄四两为佐使，其功用为行气消满，主治气滞腹满、大便不通。由此可见，方剂中的药量是很重要的，要根据患者的不同病情来确定，而这要通过相当丰富的临床实践方能掌握。某些症状比较重，那相对应的药就要加大分量，哪种症状比较轻，相对应的药量就要减少；否则药亦无功，甚至贻误病情。不能认为只要药物选择适宜，就可以达到预期目的。

周培郁

107

所以，方剂必须有量，无量则是"有药无方"，不能说明其确切的功效。在临床上，即使辨证选方无误，如果处方中药物的用量不恰当，也必然会影响疗效，甚至作用相反。例如，川芎治疗血管神经性头痛，用10g无效，需用到50～70g方才有效。豨莶草治风湿性关节炎、类风湿关节炎，用30g无效，需用至100g才有效。再如黄连、龙胆用3～5g能健胃、增进食欲，但如果大量使用则会刺激胃黏膜，引起恶心、呕吐等不良反应。石菖蒲用3～5g可治冠心病，用6～10g可治疗慢性支气管炎，用30g可治中风后遗症的偏瘫、痴呆等。据传，1920年秋，著名文人胡适因患有糖尿病、慢性肾炎、心脏病，全身浮肿，陆仲安用大剂量黄芪（十两，相当于300g左右）配以党参等药进行治疗，最终得愈。玉屏风散（含黄芪）治疗自汗效果比较好，蒲辅周用此方治疗自汗时，嘱患者每日仅服9g。坚持服用1个月，不独汗止，而且疗效稳定，不再复发。此外，当几类药放在一起使用时，用药量是成败的关键。肿瘤专家郁仁存指出，治疗中晚期癌症患者常用益气活血法。其中益气药主要选用经研究证明有提高细胞免疫功能及调理脏腑功能的药物，活血药则选择已被证明对肿瘤细胞有抑制作用，但对免疫系统功能无明显抑制的药物；并且益气药的分量应大于活血药（比例为7∶3～3∶2）。同时，如果没有有效的抗肿瘤治疗（化疗或生物靶向治疗），则要加上有抗肿瘤作用的中药。

　　由于疾病病程有初、中、晚期的不同，病变有轻、中、重之别，还要考虑患者的性别、年龄、体质虚实和对药物反应情况等因素。要想选药组方准确，其中的理论可以通过读书来获得，但技术不是光凭读书就能学到的。许多技术性的东西无法传之于书，亦不能传之于口，需要医者本身不断实践、总结，要目不舍色、耳不失声、手不释脉，方能心领神会个中精微之处，才能做到用药恰到好处、药到病除。

此外，药物的配伍也很重要。中药处方历来有"君臣佐使"的方剂配伍基本原则，方剂中药味的增减必然使方剂的功效发生变化。例如，三拗汤乃麻黄汤去桂枝，虽然仍以麻黄为君，但是因缺乏桂枝的配合，故发汗力弱；且配以杏仁为臣，其功用为宣肺散寒、止咳平喘，成为治疗风寒犯肺咳喘的基础方剂。又如，麻黄加术汤乃麻黄汤加白术四两，变成一君二臣（桂枝、白术均为臣），其功用为发汗解表、散寒祛湿，成为治疗风寒湿痹初起的主要方剂。再比如，治疗慢乙肝的过程中，黄芪可以提高免疫功能，但只有细胞免疫功能的提高是治疗需要，倘若体液免疫功能也提高，"气有余便是火"，患者就会出现头痛、失眠、血压上升等不良反应。因此，在临床当中使用黄芪时，经常配合牡丹皮、白茅根等，以避免气旺生火。还有在补肾时，如果同时配用泽泻、车前子等，就可以避免出现火强火动的现象；补阴时配茯苓、薏苡仁、山楂等，可避免滋腻碍胃。由此可见，药物的精确配伍能使其充分发挥治疗作用，同时又能消除或减轻其不良反应。

中医用药难传之秘还包括剂型。如人参汤与理中丸，两方的组成、用量完全相同，但剂型不同，其功效亦有差

周培郁

别。人参汤在《金匮要略》中主治"胸痹心中痞气，气结在胸"；而理中丸功用为温中散寒、补气健脾，主治中焦虚寒证。前者虚寒较重，病势较急，故取汤以速治；后者虚寒较轻，病势较缓，取丸以缓图。

周培郁教授认为，欲使药量及剂型用得恰到好处，除了善于学习古今药物性味、成分、用量之不同，借鉴别人的用药经验外，更重要的是自己在临床上要仔细斟酌、反复推敲，并精益求精，善于及时分析总结。有时用药经验的获得，也来自意外的差错或偶然的发现，甚至来自某一医疗事故的启示。对此也应留心，从中摸索出恰到好处的用药之量。只有这样，才能不断积累用药经验，更好地为临床服务。

肝病需要心理疏导

社会上对于乙肝存在着许多误解，乙肝患者总结过一句顺口溜："一人得病万人嫌。"也有乙肝患者说："它（乙肝）侵蚀你的肌体，折磨你的精神，并把你逼到一个羞于见人的阴暗角落。"不少慢乙肝患者认为"乙肝—肝硬化—肝癌"的"三部曲"是所有乙肝患者的必经过程。因而，许多人一旦患上乙肝，或查出"两对半"有问题，便悲观失望、情绪低落、忧愁焦虑。

乙肝患者中精神抑郁的现象很常见，但研究表明，一些肝病发生和迁延不愈的原因之一便是不良情绪，包括焦虑、愤怒、恐惧、沮丧、悲伤、不满、忧郁、紧张等，这些均为"负性情绪"。西医学研究证实，人体的内环境与外环境是直接相通的，情绪、心理等精神因素都会对人体内环境产生影响，尤其对人体的免疫功能有显著影响。经常出现负性情绪的人，其体内的交感神经处于亢奋状态，会释放出大量活性物质。例如，人在焦虑时会释放大量肾上腺素，可影响细胞介导的免疫反应，使 T 淋巴细胞活性降低，导致免疫力下降，从而对感染的抵抗力和肿瘤细胞的监视能力降低。而人在精神过度紧张时，可释放出大量去甲肾上腺素，使代谢旺盛，耗氧量及肝糖原消耗急速增加。因此，负性情绪不但不利于乙肝康复，还会加剧乙肝的恶化。

一、乙肝患者心理疾病的常见表现

1.孤独，焦虑，甚至抑郁　很多人患上乙肝后，害怕别人知道而疏远自己，造成自己孤立无援；或害怕受到歧视，带病坚持上班，不敢休假；或害怕传染家人和朋友；或怕遭家人和朋友嫌弃，采取与家人隔离、不与朋友往来的方法，处处小心，自我封闭，导致孤独。长此以往，甚至会导致抑郁。这类心理疾病在中、青年患者中多见，青年人害怕因此影响学习、工作、恋爱，中年人害怕配偶嫌弃而影响婚姻和家庭。

2.恐惧　很多乙肝患者常担心自己的疾病长期不愈，担心会转为肝硬化，甚至会转化为肝癌。另外，由于乙肝

周培郁

的治疗时间长、费用高，患者还会担心给家庭经济带来困难。这种心理疾病在中、老年患者中多见。由于慢乙肝病程迁延，目前尚缺乏彻底治愈的特效疗法，导致很多患者对治疗失去信心，当有病情和自己相近或危重的患者死亡时，极易联想自己的预后，惧怕自己死亡。

3. 自卑　由于人们普遍对乙肝防治知识了解不够，致使社会上一些人对乙肝患者存在歧视和偏见，导致有些患者在恋爱、婚姻、家庭、就业等方面受到影响。如果家庭中亲朋好友亦不理解而疏远、歧视他们，容易使患者产生自卑心理。

希波克拉底说："医生治病，一靠药物，二靠语言。"我们在治疗乙肝时，应当在"善治者必先治其心"上多下一些工夫。一个有责任心和爱心的医生，就更应当千方百计地用语言艺术让患者的心情好起来，因为美好的心情胜过许多保肝良药。

二、心理疏导方法

1. 正确认识疾病　乙肝病毒携带者、肝炎患者和健康人群要科学认识乙肝的传染性，只要采取有效的预防措施，是可以避免肝炎传播的。其中乙肝、丙肝主要经过血液途径传播，一般的社会接触，比如握手、共用办公用具、共同乘车等，并没有传播的机会。而且，健康成年人即使感染了，也会通过免疫过程将病毒完全清除掉。最重要的是，现在是有乙肝疫苗的，只要接种了疫苗，产生了抗体，根本不用害怕被传染。

在乙肝对肝脏的损伤中，病毒有直接作用，但更加主要的继发损伤，是人体免疫系统在试图清除病毒时发生的。各型肝炎病毒无疑是发病的始动因素，但是患者心理状态的好坏、自身免疫功能的强弱则是病程转归的决定因素。因此，患了乙肝不必过于紧张恐惧，只要保持稳定的情绪、注意休息、增加营养、合理进行治疗，很多患者是可以完全康复的。临床观察发现，乙肝是一种自限性疾病，即不经特殊治疗也可自行痊愈。只有极少数乙肝发展为肝硬化。一般来说，乙肝病毒携带者和急性普通型黄疸型肝炎、轻度慢性肝炎患者的肝损伤都比较轻微，一般不会引起肝硬化，其中急性肝炎引起肝硬化的发生率仅为 0.5％～3％。即使乙肝发展为肝硬化，其中大部分预后也是较好的，我国肝炎患者绝大多数属于此类。只有少数反复发作的慢性肝炎，在特定的情况下才会发展为肝硬化。这里的慢性肝炎主要是指反复发作的中重度慢性肝炎、慢性重症肝炎或亚急性重症肝炎。由于它们造成肝损伤的程度较重，加之反复发作或持续时间较长，使肝脏在修复过程中纤维组织不断增多；日积月累，破坏了肝脏的正常结构，改变了肝脏的形态，并使肝脏质地变硬，进而发生肝硬化。同时，在肝脏修复过程中存在肝细胞的再生。在此过程中，由于肝脏结构改变、血液灌流与营养供应的减少、免疫及一些目前尚未能阐明的因素，致使某些再生的肝细胞恶变为癌细胞。相对而言，肝硬化恶变为肝癌的发生率较高，为20％～30％。虽然乙肝表面抗原转阴并非易事，但乙肝预

周培郁

后多良好，感染者有望与病毒长期"和平共处"，照常工作和学习。所以，患者自己一定要树立积极乐观的精神，保持开朗、稳定的情绪。

2. 消除负面情绪 中医学早就发现心情不好可以影响人体的正气，导致外邪长驱直入，其中怒伤肝为第一大忌。由于肝脏和内分泌腺功能休戚相关，可促使某些激素的合成、转变和分解，肝硬化患者烦躁激怒的情绪会刺激机体发生应激反应，使人体内分泌系统发生改变。恼怒还可引起肾上腺素分泌，刺激肝细胞，使肝细胞内的谷丙转氨酶分泌到血清中，加重肝细胞受损。同时，由于肝脏内分布着丰富的交感神经，气恼忧愁会直接导致肝细胞缺血，影响肝细胞的修复和再生。另外，忧郁、思虑、悲伤等情绪均可导致肝气郁结。气滞则血瘀，致生瘀积、肿块（肝硬化）；气滞疏泄不利，则津液不布、水道不输，致生鼓胀（腹水），皆使病情加重。所以，患者一定要心情豁达，配合医生治疗，否则虽有灵丹妙药也是枉然。对于出现负面情绪的患者，在治疗时应注意对其进行适当的引导，消除其精神压力。应当让患者了解，乙肝并不是什么不治之症，完全可以通过有效的治疗痊愈，从而使患者树立坚定的信心，乐观地面对乙肝。

人只有拥有健康的心灵，才会更好地抵御疾病的侵犯。肝病患者要时刻保持乐观主义精神，增强战胜疾病的信心，坦诚地对待自己和社会，对暂时的不理解也要坦然面对、微笑应答，这对自己、对社会都是很有好处的。

乙肝病毒变异不可怕

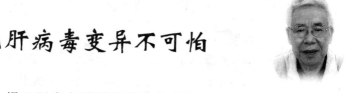

　　临床上，慢乙肝患者需要长期抗病毒治疗，这个已经达成共识。而在长期抗病毒治疗中，耐药是不可回避的事实。众多慢乙肝患者问得最多的问题就是：乙肝病毒（HBV）变异是怎么回事？变异可怕吗？耐药后怎么办？

　　其实，乙肝病毒变异是一直就存在的。病毒总是在不断变异的，尤其是在药物的作用下，遗传和变异是病毒本身的生命特征，也是病毒发展的自然规律。不仅是乙肝病毒，所有的病毒都会发生变异。例如，流感病毒每年都在发生变异，故每年都要制造出新的疫苗进行预防接种。人类可以上天入地，但普普通通的感冒却一直困扰着我们，就是病毒变异惹的祸。因此，乙肝病毒变异也没有什么可怕的。因目前的医疗技术还不能彻底清除乙肝病毒，故乙肝治疗目标是长期抑制病毒复制，减缓肝硬化、原发性肝癌等难治性并发症的出现，提高患者的生活质量。针对抗病毒治疗中的乙肝病毒变异，目前医学界已经有一整套治疗方法，患者不用过于恐惧。

　　乙肝病毒感染肝细胞后，会在肝细胞内为自己建立一个"复制基地"，把制造病毒的基因"模型"藏在里面。只要一有机会，这个基地就会按照"模型"大量复制病毒，繁殖后代。1982年，科学家首次发现了HBV-DNA复制的逆转录过程。1998年，《新英格兰医学杂志》首次发表了人类免疫缺陷病毒（HIV）的逆转录酶抑制剂拉米夫定治疗

周培郁

慢乙肝患者 1 年的临床研究结果，日本东京大学的 Masao Omata 教授应邀发表述评。在述评中，Masao Omata 教授富有远见地指出，乙肝治疗需长期抑制病毒复制才能达到预防肝纤维化和肝癌的目的，而这个长期的治疗过程需要安全的抗病毒药物。

抗乙肝病毒药物的耐药靶点都是聚合酶基因，但不同药物的耐药基因位点也不同。拉米夫定、恩替卡韦、替比夫定为 L180/M204 基因型耐药，阿德福韦酯、替诺福韦为 N236 基因型耐药，而耐药基因位点不同的药物可以互相抑制对方的耐药病毒，其作用可互补。所以，耐药后加药时只能选择与初始治疗不同类型的药物。

另外，乙肝病毒变异后不应马上停药，尤其那些肝功能很差、肝细胞大量坏死及严重肝硬化或合并感染的乙肝患者。如果擅自停用抗病毒药物，可能会发生致死性肝损害。研究证实，当拉米夫定出现耐药性后，一部分患者继续服用拉米夫定治疗仍然有效，同时要采取保肝降酶的措施；对继续治疗无效的病例可更换其他核苷类药物治疗，如阿德福韦酯。由于拉米夫定与阿德福韦酯是耐药基因位点不同的药物，二者之间无交叉耐药性，故对拉米夫定耐药的乙肝患者使用阿德福韦酯是有效的。一般患者在出现拉米夫定耐药后，医生可将拉米夫定和阿德福韦酯重叠使用 1 ～ 3 个月，随后停用拉米夫定，继续使用阿德福韦酯。这样可以在继续抑制病毒复制的同时稳固疗效，其疗效与安全性均已得到临床研究证实。阿德福韦酯在治疗各类慢性肝病，包括代偿与失代偿慢乙肝、拉米夫定耐药的慢乙肝、肝移植前后等，疗效均显著。研究证实，阿德福韦酯对各种类型乙肝病毒感染的疗效无显著差异，且长期治疗安全性和耐受性良好，3年累计耐药发生率仅为3.9%。

　　如今的乙肝病毒与20年前相比，已经发生了很大的变化；而病毒的生存策略在改变，医生对病毒的认识和治法也在改变。乙肝患者一定要定期复查肝功能和HBV–DNA，如果在应用拉米夫定治疗的过程中发现转氨酶回升，DNA再次转阳，就可能发生了针对拉米夫定的病毒变异。只有及时检查，才有可能及时改变治疗方案。

　　由于目前的抗病毒药物不能清除乙肝病毒的"复制基地"、破坏病毒基因的"模型"，只能抑制病毒复制。因此，抗病毒药物治疗乙肝并不能"去根"。这是因为人类要用药物去抑制病毒的生长，而病毒本身也要去适应环境得以生存。为了适应人类给它造成的抑制环境，它就要发生一些变化，使自己能在不利的环境中继续繁殖。所以，无论使用何种抗病毒药物，都不可能杜绝病毒发生变异。此外，即便不使用抗病毒药物，病毒也会发生变异。因为病毒自身也在发展，这是物种进化过程的必要步骤。抗病毒药物只是一种抑制病毒的药物，不是清除病毒药物，要达到完全清除必须依赖机体的免疫反应。而且抗病毒药物与抗生素类似，都是作用于微生物，病毒变异和耐药在所难免，随着应用时间的延长，耐药肯定会出现。应用抗病毒药物必须要掌握好适应证，在治疗时要考虑患者的免疫状况，如果是处于免疫清除期效果可能会更好。另外，对活动性肝硬化、肝硬化失代偿期病毒处于复制状态及脏器移植的患者，或其他使用免疫抑制药物的患者，比较适合应用核苷类抗病毒药物；而妊娠期和儿童则要更严格控制适应证，密切观察病情，慎重选药。在应用抗病毒药物时，可以根据早期应答情况，对长期疗效做出预判，必要时应该尽早停用或换用。

中药多靶点作用的特点可以减少病毒变异的可能，而且中药对免疫力的调节有助于提高患者体质，防止病情加重。在治疗慢乙肝时，配合使用中药疗效更好。

肝病的调养

孔子曾经指出："人有三死，而非其命也，行己自取也。夫寝处不时，饮食不节，劳逸过度者，疾共杀之。"明代李梴在《医学入门·保养》中也说："若夫病有服药针灸不能效者，以其不知保养之方。"由于病毒性肝炎病程一般都比较长，病情也往往易反复，如果医生在治疗过程中单纯强调药物的作用，忽略患者的主观能动作用，不注意在生活起居、精神情绪、饮食等方面进行指导，也必将影响临床效果。俗话说："三分治，七分养。"可见"保养"的重要性。因此，在使用有效药物医治肝病的同时，中医调养的作用也是医者不可忽视的。

一、保养精神

《素问·上古天真论》指出:"恬惔虚无,真气从之,精神内守,病安从来。"三国时期嵇康曾在养生专论中指出:"精神之于形骸,犹国之有君也。神躁于中,而形丧于外,犹君昏于上,国乱于下也。"说明减少不良的精神刺激,防止过度的情志变动,是防治疾病的重要环节。中医学认为,肝为"将军之官",主疏泄,喜条达。而章潢在《图书编》中也指出:"善养肝脏者,莫切于戒暴怒。"更明确指出对肝病患者来说,尤其应避免急躁和发怒。暴怒伤肝,忧思伤脾,肝脾受病,势必影响肝病的顺利恢复;而心情舒畅,处之泰然,树立战胜疾病的信心,往往能使精神活动发挥良好的调节作用,促使肝脏功能得到恢复。对于慢性肝炎,内伤七情是其重要的成因,临床上以肝气郁结最为常见。如程钟龄在《医学心悟·噎膈》中,用逍遥散治疗肝郁所致疾病时说:"药逍遥而人不逍遥,亦无益也。"说明逍遥散虽可治疗肝郁,但患者情志不畅、忧虑重重,则虽用逍遥散也难以收效。希波克拉底曾经指出:"医生治病,一靠药物,二靠语言。"因此,我们治疗肝病时必须注意心理治疗,用语言开导患者,使其注意保养精神,在治疗中是至关重要的。

二、劳逸结合

《素问·五脏生成》指出："人卧血归于肝，肝受血而能视，足受血而能步，掌受血而能握，指受血而能摄。"唐代王冰对此注曰："肝藏血，心行之，人动则血运于诸经，人静则血归于肝。"中医学认为，肝为阴脏，主动喜静，藏血却又赖以血养，动则血行，静则血止。当人体剧烈活动或情绪激动时，肝脏将其所储存的血向机体外周输布，以供人体活动所需；当人体处于安静休息及情绪稳定时，由于全身活动量小，机体各部特别是外周血液需求量也相应减少，部分血液归藏于肝，以达到养肝和恢复肝功能的目的。因此，急、慢性肝炎患者均需卧床休息，以减轻肝脏的负荷，有助于肝细胞再生修复；重型肝炎患者更强调需绝对卧床休息，任何体力或精神上的负担都可加重病情，影响肝细胞修复再生，造成严重后果。而急性肝炎患者虽要注意卧床休息，但一旦症状减轻，即可动静结合，视具体情况逐渐增加活动量，从事力所能及的家务劳动或简单的体育锻炼。因为从中医学观点来看，过劳过逸都能使气血、筋骨、肌肉失去其生理常态，进而影响全身机能。如《内经》云"久卧伤气"，但又说"不妄作劳"和"形劳而不倦，气从以顺"。过分卧床休息也不利于机体新陈代谢的正常进行，甚至会引起脂肪肝等并发症；而适当的体力活动，可以提高细胞代谢，促进血液循环、胃肠分泌、内分泌平衡及高级神经的灵活性，从而增强机体抵抗力。适当地劳动或锻炼而不过劳，可以使人体气血顺畅，有利于恢复健康。

　　劳与逸是对立而又统一的关系，应该遵守"动"与"静"结合的休养原则。"动"的形式为散步、打太极拳、做广播操、室内轻度活动等；"静"即静卧或静养，这两种休息方式必须根据病情的轻重灵活地掌握。西医学认为，超负荷的体力活动会增加肝细胞的负担。人体在活动时，增强的代谢必然会产生更多的代谢产物，这些物质都需经过肝脏进行解毒处理，从而增加肝脏负担。尤其在剧烈活动之后，如打篮球、踢足球或从事重体力劳动，人体会产生大量乳酸；乳酸在肝细胞进行代谢时，可加重肝脏的病理损害，致肝细胞坏死，使病情急剧加重。有学者研究过，人体处于站立体位时，肝脏的血流量比卧位时减少40%；而站立活动时，肝内血流量比站位不活动时减少了15%～20%。肝脏血流量的增加有利于增强肝细胞的功能，提高解毒能力，并加快蛋白质、糖、脂肪、维生素等营养物质的代谢，从而维持机体内环境的稳定；肝脏血流量减少则不利于肝功能恢复。如张子和在《儒门事亲》中曾介绍3例黄疸患者的治疗经过："周黄刘三家，各有仆，病黄疸。戴人曰：仆役之职……恐难调摄，虚费治功。其两家留仆于戴人所，从其饮饵，其一仆不离主人执役……果两仆愈而一仆不愈。"因此，在代偿期的患者不应过劳，而失代偿期的患者则应卧床休息，这样才能保护肝脏。肝炎的治疗必须根据病情和体力情况，动静结合、劳逸适度，既要休息，又要适当地活动。

周培郁

121

三、饮食调理

古代医家治疗疾病时，十分注意饮食的调节。《素问·五常政大论》说："大毒治病十去其六，常毒治病十去其七，小毒治病十去其八，无毒治病十去其九，谷肉果菜食养尽之。"《素问·脏气法时论》指出："毒药攻邪，五谷为养，五果为助，五畜为益，五菜为充，气味合而服之，以补精益气。"《素问·生气通天论》还提出："阴之所生，本在五味；阴之五宫，伤在五味。"说明人赖以生存的阴精来源于饮食五味，要使五脏蓄藏阴精，就要平衡营养，勿使过偏。当疾病恢复至一定程度，就应借助饮食来加以调理。

饮食与肝脏的养生保健有着密切的关系，丰富的营养物质是维持肝脏代谢功能和保证肝脏健康的必要条件。肝脏的饮食养生保健方法分为补法和清法，虚宜补，实宜清；肝虚者宜用补法，肝火盛者宜用清法。急性期湿热交蒸，舌苔厚腻，食欲减退并厌油腻时，饮食宜清淡；如果恣食甘补壅滞之品，反而会助湿、助热，致使病邪留恋不解而病不易愈。慢性肝炎则要视其病情，分别对待，宜忌适当。如属阴虚者，忌食辛辣之品，以防助虚火，劫烁肝阴，不利于肝细胞修复；如属阴血亏虚者，则宜富有营养、高蛋白的饮食，以滋补气血。此外，根据酸味入肝的原理，日常可食用一些酸味食物，如山楂、山茱萸、枸杞子等，具有保肝敛肝之效。

肝病患者的具体饮食应该坚持"三高一低"（即高蛋

白、高碳水化合物、高热量、低脂肪），原则上是蛋白质稍高，脂肪要稍低，糖量要充足，维生素要丰富。

1. **蛋白质稍高**　就是要适当多吃一些牛奶、瘦肉（包括鸡、鱼、虾）、鸡蛋、豆制品、薏苡仁、芝麻等食品。因为肝细胞再生需较多的蛋白质，这类含有丰富蛋白质的食物，不但能够保证肝脏所需的营养，而且能够减少有毒物质对肝脏的损伤，帮助肝细胞的再生和修复。但对于肝硬化晚期伴有血氨增高的患者，膳食中就要减少蛋白质，禁食肉类食品。

2. **脂肪稍低**　脂肪也是肝脏的能量来源之一，而肝炎患者的脂肪供应不可不限，也不可过度限制。因为脂肪过少会影响脂类维生素的吸收，但过多的脂肪容易沉积在肝内而形成脂肪肝，破坏肝细胞而损伤肝的功能。所以，对含脂肪较多的食品要进行控制，尽量少吃动物脂肪和油腻、煎炸的食物。不过，植物油有利胆作用，可适量食用。

3. **糖量充足**　糖类（淀粉）易于消化，又不增加肝脏负担。米面等主食中所含的糖类（又称碳水化合物）可以为肝脏提供能源，保证肝脏正常的代谢功能。主食量减少时，可增加些易消化的单糖或双糖类食物，如葡萄糖、白糖、蜂蜜、果汁等。但是，糖的供给也不能无原则地长期大量补充。因为乙肝患者的肝细胞发生损伤，糖耐量下降，不能及时将血糖转换为肝糖原，而血糖升高有可能造成糖尿病。

4. **维生素丰富**　维生素是肝细胞维持正常功能的必需物质，尤其是维生素 A、B 族维生素、维生素 C、维生素 K

123

等，对保护肝细胞、抵抗毒素损害均有重要作用。含有丰富维生素的水果和蔬菜为肝脏提供了充足的营养来源，但一定要进食新鲜蔬菜和水果，不要吃发霉的花生及玉米等易使肝脏癌变的食物。

养生浅谈

养生，古代亦称摄生、治身、道生、卫生等，是中国传统文化的瑰宝。养生一词，首见于《吕氏春秋》，其曰："知生也者，不以害生，养生之谓也。"所谓的养，即保养、调养、培养、补养、护养之意；所谓的生，是生命、生存、生长之意；养生，即保护、营养生命之意。中医养生，就是以传统中医学理论为指导，遵循阴阳五行生化收藏之变化规律，对人体进行科学调养，培养生机，预防疾病，保持生命健康活力，预防衰老，从而延年益寿的一种医事活动。养生行为涉及社会和民族的文明程度、和谐程度，是全方位、多角度的。

养生学是中医学的一个重要组成部分。《内经》中涉及养生理论的内容达40多篇，成为中医养生学的理论渊薮。经过历代医家的进一步的发展和完善，中医养生学形成了一套比较完整的养生理论，包括"天人合一""阴阳平衡""身心合一"三大法宝。《素问·上古天真论》说："其知道者，法于阴阳，和于术数，食饮有节，起居有常，不妄作劳。"具体地说，就是要通过养精神、调饮食、练形体、慎房事、适温寒等综合调养达到强身益寿的目的。

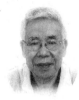

一、调摄情志

　　人如果要健康长寿，情志调畅是一个重要条件。古代称调摄情志为"养性"，《素问·上古天真论》中说："余闻上古有真人者，提挈天地，把握阴阳，呼吸精气，独立守神，肌肉若一，故能寿敝天地……去世离俗，积精全神……适嗜欲与世俗之间，无恚嗔之心……内无思想之患，以愉悦唯务，以自得为功，形体不敝，精神不散。"就是要人们保持精神、情感及心理上的健康。《灵枢·百病始生》曰："喜怒不节则伤脏。"陶弘景在《养生延寿录》中提出："养性之道……莫大忧愁，莫大哀思，此所谓能中和。能中和者必久寿也。"根据中医学怒伤肝、喜伤心、思伤脾、忧伤肺、恐伤肾的观点，精神心理保健是人体健康的一个重要环节。一般而言，性情开朗、心理健康者不易患病，即使患了病也比较容易康复；而性情抑郁、心理不健康者则比较容易患病，患了病也相对不容易康复。只有调理好情志，才能形神兼备、神清气爽。三国时期嵇康曾在养生专论中指出："精神之于形骸，犹国之有君也。神躁于中，而形丧于外，犹君昏于上，国乱于下也。"孙思邈说："凡人不终眉寿，或致夭殁者，皆由不自爱惜，竭情尽意，邀名射利。"所以，养生之要，当以养性调神为先。只有建立健康的人生理念，树立高尚的道德情操，对生活充满希望和乐趣，胸怀开阔，淡泊名利，与人为善，知足常乐，才能达

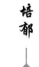

周培郁

到健康长寿的目的。

二、顺应四时

《灵枢·岁露论》指出："人与天地相参也，与日月相应也。"《素问·宝命全形论》曰："人以天地之气生，四时之法成。"《素问·四气调神大论》曰："夫四时阴阳者，万物之根本也。所以圣人春夏养阳，秋冬养阴，以从其根，故与万物沉浮于生长之门。逆其根，则伐其本，坏其真矣。"《灵枢·本神》曰："智者之养生也，必顺四时而适寒暑，和喜怒而安居处，节阴阳而调刚柔，如是则僻邪不至，长生久视。"《周易·系辞上》云："一阴一阳之谓道。"《道德经》云："道法自然。"《易·系辞上》指出："法象莫大乎天地，变通莫大乎四时。"人生活在自然之中，自然界四季的交替、昼夜晨昏的变化，都可能对人体的生理和病理产生直接影响。《吕氏春秋·尽数》提到："天生阴阳寒暑燥湿，四时之化，万物之变，莫不为利，莫不为害。圣人察阴阳之宜，辨万物之利，以便生，故精神安乎形，而年寿得长焉。"所以，养生的基本原则就是顺应自然环境和四时气候的变化，采取相应的养生方法，主动调整自我，保持与自然界的平衡，以避免外邪的入侵。春生、夏长、秋收、冬藏，这是自然界的规律，适应环境就有利于养生，否则就会伤害身体。《吕氏春秋·尽数》说："年寿得长者，非短而续之也，毕其数也，毕数之务，在乎去害。"这里所说的"害"，就是指违背自然变化规律、与养生背道而驰的行为。

做到起居有常，按时作息，保证足够的睡眠时间；并且慎适冷暖，避免"六淫"侵袭；还要劳逸结合，动静相宜，避免终日与电脑、电视为伴。这些就是中医四时养生的基本要求。

三、调节饮食

《素问·生气通天论》提出："阴之所生，本在五味。"说明人体赖以生存的阴精，来源于饮食五味。数千年以来，健康的食物和平衡的膳食一直被认为是养生与长寿的关键因素，也是必备因素。孙思邈认为："安生之本，必资于食……不知食宜者，不足以生存。"李时珍曾讲："饮食者，人之命脉也。"《内经》对饮食不节的危害也有多处论述，如《素问·生气通天论》谓"阴之五宫，伤在五味"；《素问·痹论》谓"饮食自倍，肠胃乃伤"；《素问·五脏生成》谓"多食咸，则脉凝泣而变色；多食苦，则皮槁而毛拔"。脾胃为后天之本，气血生化之源，其强弱是决定人之寿夭的重要因素。明代医家张景岳提出："土气为万物之源，胃气为养生之主。胃强则强，胃弱则弱，有胃则生，无胃则死，是以养生家必当以脾胃为先。"《图书编·脏气脏德》指出："养脾者，养气也；养气者，养生之要也"。可见，脾胃健旺是人们健康长寿的基础。若饮食不节，伤及脾胃，人就会多病早衰。金代著名医家李东垣提出"脾胃伤则元气衰，元气衰则人折寿"的观点。他在《脾胃论·脾胃虚则九窍不通论》中说："真气又名元气，乃先身生之精气，非胃气不能滋之。"并指出"内伤脾胃，百病丛生"。说明脾胃虚弱是滋生百病的主要原因。《本草衍义·总论》说："夫善养生者养内，不善养生者养外。养外者实外，以充快悦泽，贪欲恣情为务，殊不知外实则内虚也。善养内者实内，使脏腑安和，三焦各守其位，饮食常适其宜。"孙思邈对饮食养生的论述颇多，如"食不可过饱，务令简少""不欲极饥而食，食不可过饱；不欲极渴而饮，饮不可过多""饱食过多，则结积聚，渴饮过多，则成痰癖""常宜温食""常宜轻清甜淡之物，大小麦曲，粳米为佳""善养生者常须少食肉，多食饭""美食宜熟嚼，生食不粗吞""食勿大语""每食以手摩面及腹""勿食生菜、生米、小豆、陈臭物，勿饮浊酒""必不得食生黏滑等物"。这些理论对避免损伤脾胃、防止食物中毒、预防消化道传染病及祛病延年，至今仍然有重要的指导意义。

四、恰当运动

古人云："流水不腐，户枢不蠹。"经常活动筋骨可以祛病延年。汉代华佗指出："人体欲得劳动，动摇则谷气得消，血脉流通，病不得生。"倡导锻炼强身以防病，并创"五禽戏"，流传千古。孙思邈在《备急千金要方·道林养性》中也提出"养性之道，常欲小劳，但莫大疲及强所不能堪耳""体欲常劳，但勿多极"。恰当的、有规律的运动会使人身体健壮，精力充沛，从而达到延年益寿的目的。

五、调节房事

古人称"阴阳交则物生，阴阳隔则物杀"。《吕氏春秋》认为人要顺应人体生理的自然规律，在房事方面提出纵欲和禁欲都不利于健康，强调男女不合则违背阴阳之道，但房事需有节制。肾为先天之本，肾精充盈则五脏六腑皆旺，生生不息；反之，肾精匮乏则五脏虚衰，多病早夭。若贪色好艳，房事不节，纵欲无度，必然损精害体折寿。《养性延命录》指出："壮而声色有节者，强而寿。"《泰定养生主论》曰："三十者，八日一施泄；四十者，十六日一施泄，其人弱者，更宜慎之；人年五十者，二十日一施泄……能保持始终者，祛疾延年，老当益壮。"和谐、有度的房事生活是可以强身健体、延年益寿的养生行为。

六、合理调补

合理调补就是在中医理论指导下，应用具有调补作用的药物或食物，从而祛病纠偏、促进康复、延年益寿的养生手段。合理调补也是中医养生学内容之一，历来受到医家及民众的高度重视，许多延年益寿的药饵、药方，仍然沿用至今。首先，调补也有其适应证。诸如先天不足，禀赋亏虚；后天失养，脾胃虚弱；过度劳累，身心疲惫；年迈体衰，形神不支；病后体弱，正虚待复。不调不足以纠偏、不补不足以扶虚者，方需以药食调补。其次，调补养生要讲究应用原则。《素问·骨空论》云："调其阴阳，不足则补，有余则泻。"《素问·至真要大论》云："谨察阴阳所

周培郁

在而调之，以平为期。"就调补内容而言，或可药补，或可食补，但须辨证调补、辨体调补，切忌无端漫补。虽然俗话说"药补不如食补"，但《饮食须知》亦强调："饮食藉以养生，而不知物性有相反相忌，丛然杂进，轻则五内不和，重则立兴祸患。"而药物养生则应以固肾、护脾为重点。因为肾为"先天之本"、生命之根，肾气充盛，人的衰老速度缓慢；脾胃为"后天之气"，是气血生化之源，机体生命活动所需的营养物质都靠脾胃供给。人体衰老的外因是环境因素的影响，内因则是脾肾虚衰。如《素问·上古天真论》说："女子……五七，阳明脉衰，面始焦，发始堕；六七，三阳脉衰于上，面皆焦，发始白；七七，任脉虚，太冲脉衰少，天癸竭，地道不通，故形坏而无子也。"又云："丈夫……五八，肾气衰，发堕齿槁；六八，阳气衰竭于上，面焦，发鬓颁白；七八，肝气衰，筋不能动。八八，天癸竭，精少，肾脏衰，形体皆极，则齿发去。"《灵枢·天年》也说："七十岁，脾气虚，皮肤枯。"所以，调补应该以固护"先天之本"和"后天之气"为主。此外，老年人的药物养生应遵循以下原则：多补少泻；药宜平和，药量宜小；注重脾肾，兼顾五脏；分类论补，调整阴阳；掌握时令，观察规律；多以丸散膏丹，少用水煎汤剂；药食并举，因势利导。如此方能补偏救弊，防病延年。

衰老和死亡是生物界的自然规律，企求"长生不老"只不过是愚不可及的幻想。但如果掌握科学的养生之道，每个人都有可能达到强身健体、延缓衰老之目的，获得一个有活力的晚年，以"尽其天年，度百岁乃去"。

经 验 方

复肝汤

【组成】黄根，墨旱莲，牡丹皮，绞股蓝，白术，白芍，丹参，赤芍，枳壳，巴戟天，菟丝子。

【煎服法】水煎服，每日 1 剂。

【功效】清热解毒，行气活血，疏肝解郁，健脾益肾。有抑制乙肝病毒（HBV）复制和降酶、护肝作用。

【主治】慢乙肝。

【说明】根据中医学理论，慢乙肝的病机主要是毒邪犯肝，肝失疏泄，湿热蕴结，累及胆腑，影响脾肾，导致阴阳失调、气血亏损，形成湿热羁留未尽、肝郁血瘀脾胃虚之证。西医学认为，慢乙肝的发病机理是以 HBV 侵入人体为始动因素，机体免疫功能紊乱和低下为导致慢性化的基本病理，而肝脏的损害是免疫反应诱导的结果。综合中西医学观点，可以认为 HBV（湿热夹毒）是慢乙肝致病的主要原因，机体免疫功能紊乱低下（正气虚、脾肾功能受损）是发病的重要病机，肝组织损伤、微循环障碍（肝郁气滞血瘀）是本病的基本病理变化。三者虽各有别，但可互为因果，不能孤立而视之。因此，对慢乙肝的治疗，应解毒、补虚、化瘀三法并用。方中黄根、墨旱莲、牡丹皮有清热解毒、凉血利湿的作用；绞股蓝、白术、白芍能补气健脾、养血柔肝；丹参、赤芍、枳壳能行气活血、疏肝解郁；巴戟天、菟丝子能益补肾阳。全方有清热解毒、行气活血、疏肝解郁、健脾益肾之功效。其中清热解毒药能增强网状内皮细胞的吞噬作用，能诱导机体产生干扰素，增强肝脏的解毒能力，从而抑制 HBV 的复制。凉血活血药可改善肝微循环，增加肝内的血流量，还能抑制免疫反应，促使已沉积的免疫复合物吸收或清除，有利于肝功能的复常和肝细胞的修复。益气扶正药有明显的调节机体免疫功能作用，使细胞免疫和体液免疫功能重新恢复正常，如白芍对机体的免疫功能有双向调节作用，既能促进、又能抑制，起到增效作用；扶正药还能减轻 HBV 对肝细胞线粒体和溶酶体的破坏，促进肝细胞再生。同时，中医学认为"肝肾同源""肾主骨、生髓"。血液中的 T 淋巴细胞和 B 淋巴细胞均是由骨髓中多能干细胞分化而来，故温肾助阳药能增强 T 淋巴细胞和 B 淋巴细胞的功能，使机体的体液免疫和细胞免疫功能得到协调，从而达到增强机体免疫的目的，有利于促进 HBV 标志物转阴。

复肝汤是由中医学理论和西方实验医学相结合而组方的，主要用于慢乙肝的治疗，在促进 HBeAg 和 HBV-DNA 转阴、ALT 复常及改善症状等方面效果较好。实验证明，复肝汤有抑制 HBV 复制和降酶护肝的作用。

复肝4号方

【组成】茯苓，白术，黄芪，甘草，柴胡，郁金，叶下珠，丹参，当归，白芍，菟丝子，墨旱莲。

【煎服法】水煎服，每日 1 剂，分早、晚 2 次服用。

周培郁

【疗程】3个月。

【功效】清热利湿解毒，健脾疏肝益肾，补气活血。

【主治】慢乙肝。

【说明】中医学认为，感受湿热疫毒是慢乙肝的始动因素，脾不健运是其发生发展的主要内因之一，而气血功能失调、气滞血瘀贯穿整个病变过程，病情反复日久最终导致肝肾亏损。其病机特点为正虚邪恋、本虚标实，病变部位主要在肝、脾、肾，即"本在脾、病在肝、根在肾"。尽管临床上慢乙肝出现错综复杂的证型，但都存在病邪未尽、正气已虚、气血失调的病机。复肝4号方根据慢乙肝的病机组方，具有祛邪、扶正和调理气血的功能。方中茯苓、白术、黄芪、甘草健脾利湿、益气扶正，用为君药。柴胡疏肝解郁；叶下珠清热解毒；郁金与柴胡合用则助行气解郁，与叶下珠合用则助凉血解毒；丹参活血化瘀，以上共用为臣药。白芍、当归养血柔肝；菟丝子、墨旱莲滋补肝肾之精，以上共用为佐药。诸药共奏清热利湿解毒、健脾疏肝益肾及补气活血之功效。方中还使用了一些反佐药物。如补气药黄芪与清热解毒药叶下珠合用，防止黄芪过于温燥，同时避免叶下珠苦寒伤中焦；补血药当归、白芍与活血药丹参合用，可补血而不致瘀；补阴药菟丝子、墨旱莲与健脾利湿药茯苓、白术合用，可避免滋腻碍胃。反佐用药的目的，就是利用药物在作用上的矛盾使其相互制约，从而进行双向调节。这样既发挥了用药的灵活性，又适应了个体的差异性。

现代研究表明，叶下珠具有改善细胞免疫的功能，可抑制乙肝病毒复制；黄芪能改善慢乙肝患者的蛋白质合成，降低转氨酶，增强细胞免疫功能；丹参能改善慢乙肝患者的血清纤维化指标，具有抗肝纤维化的作用。另外，动物实验研究发现，白芍、墨旱莲、菟丝子的提取物或水煎剂，对四氯化碳造成的小鼠肝损伤有保护作用，能改善血清转氨酶升高、血清白蛋白下降及肝糖原含量降低等症状；白术、柴胡、墨旱莲、菟丝子能提高实验小鼠的免疫力；当归、郁金能使小鼠肝细胞色素 P–450 含量明显增加，有助于提高肝脏对毒物的生物转化和排泄机能，增强肝脏的解毒能力。

蓝黄莲方

【组成】绞股蓝，黄根，墨旱莲，赤芍，白芍，丹参，牡丹皮，巴戟天，肉苁蓉。

【煎服法】水煎服，每日 1 剂，分 3 次服用。

【疗程】3 个月为 1 个疗程，一般服 1～2 个疗程。

【功效】清热解毒，活血凉血，补益肝肾。

【主治】慢乙肝，乙肝病毒携带者。

【说明】慢乙肝患者和乙肝病毒携带者经久难愈，是由于乙肝病毒持续存在，机体的免疫功能紊乱、低下，以及肝组织损伤、微循环障碍等综合因素所致。乙肝病毒是疾病的始动因子，机体免疫功能的紊乱和低下是发病的重要病机，而肝组织的损伤、微循环障碍是本病的基本病理变

周培郁

化。三者虽然有别，但却互为因果，故对本病的治疗要解毒、补虚、化瘀三法并用方能奏放。方中黄根、墨旱莲和牡丹皮有清热解毒、凉血作用；白芍和被称为"南方人参"的绞股蓝合用，能补气、养血、柔肝；肉苁蓉和巴戟天补肾阳；丹参和赤芍能活血化瘀；牡丹皮对益肾药有制约作用。全方有清热解毒、活血凉血、补益肝肾的作用。绞股蓝和黄根是广西壮族自治区盛产的草药，绞股蓝又名七叶胆，日本学者从中分离出绞股蓝皂苷化合物，证实其中 4 种皂苷与人参皂苷 Rb_1、Rb_3、Rd、F_2 的结构一致，其强壮滋补和抗衰老作用与其显著的免疫增强作用有关。黄根是民间常用草药，有清热凉血、利湿退黄作用，民间用来治疗肝炎、矽肺，有抗纤维化作用。

西医学认为，慢乙肝患者及乙肝病毒携带者体内的病毒之所以不能被清除，其原因有机体的免疫功能低下、特异性抗体形成缺陷、抑制性 T 淋巴细胞功能亢进、B 淋巴细胞功能受影响及单核细胞和淋巴细胞的相互作用异常等。清除乙肝病毒有 2 种途径，一是对病毒直接抑制；二是对病毒间接抑制，如诱生干扰素、调节机体免疫机能等。墨旱莲、牡丹皮、丹参和赤芍等对病毒均有一定的抑制作用，绞股蓝、黄根、白芍对病毒有间接的抑制作用。用肉苁蓉、巴戟天等益肾药是根据中医学"肝肾同源""肾生骨髓"的理论，因为外周血中的 T 淋巴细胞和 B 淋巴细胞都是由骨髓中的多能干细胞分化而来，益肾能增强 B 淋巴细胞和 T 淋巴细胞的功能，即调节机体的体液和细胞免疫功能。

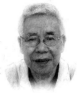

慢乙肝患者及乙肝病毒携带者因肝组织受损伤，均有不同程度的肝脏微循环障碍和血液动力学的改变。研究表明，丹参与赤芍能通过提高血浆中 FN 的水平，改善肝脏的微循环，增加肝内的血流量；其中还含有某些促进肝再生的因子，可以改善肝功能、促进肝细胞修复。

白车丹

【**组成**】白花蛇舌草 15 ～ 25g，金银花 10 ～ 20g，败酱草 15 ～ 25g，车前子 20 ～ 30g，白茅根 20 ～ 30g，茯苓 20g，丹参 20g。

【**煎服法**】水煎服，每日 1 剂。

【**疗程**】服至浮肿消退、血压正常后，继续服用 3 ～ 5 天以巩固疗效。

【**功效**】清热解毒，利水，活血祛瘀。

【**主治**】急性肾外症状性肾炎。症见浮肿、头昏、目眩、乏力，舌质淡红，无齿痕，苔薄白。

【**说明**】本病属于中医学"浮肿""阳水"范畴。由于外邪犯表、肺主皮毛而受邪，致使肺气失去宣降、三焦水道不利而致水肿。急性肾炎的外因为感受六淫之邪，发病诱因多为湿热、热毒，中医辨证以实证、热证多见。刘河间在《素问玄机原病式》中曾指出："湿热相搏，则怫热痞隔，小便不利而水肿也。更宜下之者，以其辛苦寒药，能除湿热怫郁痞隔故也。"因此，周培郁教授使用清热利水之

周培郁

137

药治疗本病。方中白花蛇舌草、败酱草、金银花为清热解毒之品，白茅根、车前子、茯苓为利水之药，加上活血祛瘀的丹参，诸药合用，共奏清热、利水、活血之功。临床实践表明，患者用药后外邪受抑、瘀血被祛，没有一例发展成为心力衰竭、高血压脑病或尿毒症。

从西医学角度分析，白花蛇舌草、败酱草、金银花等清热解毒药物，一方面可以直接控制感染病灶，另一方面可以调节和增强机体的免疫功能。丹参可以扩张小动脉血管，改善机体的微循环，并减少血小板的凝聚，这对改善肾脏局部循环和减少血小板在肾小球动脉壁机化都有一定的作用。白茅根、茯苓、车前子的主要作用为利尿，白茅根还有清热解毒作用；车前子能促进肾小管上皮细胞的再生，可以使肾小管的功能尽早恢复，缩短病程。白车丹是结合中医学理论和西医学肾炎发病机理组方，针对性较强，故临床取得较满意的疗效。

【案例】宁某，女，8 岁。1986 年 6 月 20 日入院。

患儿尿少、浮肿 2 天。患儿于 5 月 29 日流涕、咳嗽伴发热，当地医院诊断为"上呼吸道感染"，用青霉素和伤风止咳糖浆治疗 2 天，诸症好转。6 月 18 日起床时发现眼睑浮肿，尿黄量少，精神较差。翌日浮肿更甚，伴头昏、目眩、乏力，遂来我院就医。入院查体示体温 36.8℃，血压 134/94mmHg，神志清，眼睑及两踝浮肿，咽红，扁桃体Ⅱ度肿大，舌质淡红，无齿痕，苔薄白，心肺正常，腹部软，无腹水征，肝脾未触及。尿常规检查无异常，24 小时尿蛋白定量测定为 0.06g，血沉 25mm/h，抗"O"<250U，补体

C₃ 0.59g/L。患儿过去无浮肿史。诊断为急性肾外症状性肾炎。予白车丹内服，每日 1 剂。入院第 4 天浮肿消失，第 6 天血压恢复正常，头昏、目眩、乏力诸症亦消失。住院期间每 3 日检查尿常规 1 次，连续检查 5 次均正常，24 小时尿蛋白测定亦正常。住院 12 天临床治愈出院，出院后继服白车丹 3 剂以巩固疗效。随访 1 年未见复发。

金玉饮

【组成】金银花，玉桂（即肉桂）。

【剂量】金银花每天用量：<1 岁用 5g，2 ~ 3 岁用 10g，4 ~ 6 岁用 15g；肉桂用量为金银花用量的 1/10，并后下。

【煎服法】水煎服，每日 1 剂，分 3 次服。

【疗程】3 天为 1 个疗程，一般服用 1 ~ 2 个疗程。

【功效】寒热并用，清热温阳。

【主治】疱疹性口炎。

【说明】疱疹性口炎常在上呼吸道感染或其他传染病后发生，属中医学"口疮"范畴。因继发于其他热性疾病，故表现有余热未清；又因小儿禀赋虚弱，故病后脾肾气虚，虚阳易上浮。在治疗上选用金银花为主，其性味甘寒，既清热又不致伤阴；同时佐以少量肉桂后下（肉桂焗服小孩不易接受），以防虚阳上浮。寒热两药同时应用，互相协同又互相制约。本方切中病机，故取得较好的疗效。根据研究，金银花除有较强的抗菌、抗病毒作用以外，还有收敛

周培郁

作用，并含有较多的微量元素锌。肉桂能促进血液循环，对口腔黏膜上皮细胞的再生和修复及溃疡面的愈合也有一定作用。本方有明显的消炎止痛、促进创面迅速愈合和缩短病程的作用。

年　谱

1940 年 11 月 25 日　出生于广西扶绥县三民乡旧城镇。

1947 ～ 1953 年　于旧城镇中心小学学习。

1953 ～ 1956 年　于南宁市一中初中学习。

1956 ～ 1959 年　于南宁市一中高中学习。

1959 ～ 1964 年　于广西医学院医疗系本科学习。

1964 年 8 月　分配到邕宁县人民医院工作，任住院医师。

1966 年 10 月　调到邕宁县人民医院大塘分院（后改名为大塘中心卫生院）工作，任住院医师。

1969 年 10 月　与黄时学（南宁市二十四中英语教师，后调至广西师范学院任外语系副主任，曾留学美国）结婚。

1973 ～ 1978 年　调回邕宁县人民医院工作，任儿科病房负责人、县征兵体检站总检。期间 1975 ～ 1976 年脱产参加广西中医学院举办的"西学中"班学习。

1978 年　调到广西中医学院工作，任教员、住院医师。

1979 ～ 1980 年　到天津市儿童医院内儿科进修。

1981 年　任儿科主治医师。

1982 年　参加全国小儿急救医学经验交流会（山西大同）。

1985 年 6 月　加入中国共产党（先后任支委、副支书、支部书记）。

1986 年　参与国家中医药医管理局"七五"国家重点科技攻关课题"复方三姐妹防治乙型病毒性肝炎临床及动物实验研究"，主要负责临床病例的研究和观察。

1986 年 8 月　参加西南五省市中西医结合经验交流会。

1988 年　任广西壮族自治区医疗事故技术鉴定委员会儿科专业小组成员。

1988 年 11 月　受全国科协委托，作为首都、首府支边专家讲学团成员到百色、南宁进行讲学和医疗活动。

1989 年 5 月　参加第五届全国儿科肾脏病学术会议（安徽合肥）。

1990 年　任副主任医师、中西医结合儿科副教授。

1990 年 5 月　参加第六届全国病毒性肝炎学术会议（上海）。

1991 年 8 月　任中国中西医结合学会儿科专业学会委员。参加第四届全国中西医结合儿科学术研讨会（云南昆明）。

1991 年 11 月　参加第四届全国中西医结合肝病会议（福建福州）。

1991 年 12 月　"复方三姐妹防治乙型病毒性肝炎临床及动物实验研究"通过国家中医药医管理局组织的鉴定。1994 年该成果转让给广西金秀圣堂山制药厂，药名为"护肝金"。1997 年该成果获广西医药卫生科学技术进步三等奖。之后该产品继续开发，药名更为"复方三叶香茶菜片"，2003 年获广西科学技术进步三等奖。

1992 年 5 月　受贵港市医学会邀请到贵港市进行讲学和医疗活动。

1992 年 11 月　参加第五届全国中西医结合儿科学术研讨会（山东青岛）。

1993 年 5 月　受广西中西医结合学会指派到容县进行

周培郁

143

讲学及医疗活动；参加广西中西医结合第三届会员代表大会暨学术交流会（广西容县）。

1996 年 任主任医师、教授；被聘任为广西中医学院学术委员会委员。

1996 年 10 月 参加第六届全国中西医结合儿科学术研讨会（湖北宜昌）。

1997 年 被聘任为《广西中医学院学报》编委。

1998 年 4 月 参加第八届全国中医肝胆病学术会议（江苏南京）。

1999 年 再次被聘任为《广西中医学院学报》编委；被聘任为广西中医学院第二附属医院国医堂坐堂专家。

2000～2003 年 任广西中医学院附属瑞康医院高级专业技术职务资格答辩小组成员。

2000 年 参加第四届国际肝病、肝癌会议（上海）。

2000 年 11 月 被聘任为广西高等学校卫生技术系列高级职务资格评审委员会委员。

2001 年 被聘任为广西中医学院硕士研究生导师。

2002 年 经人事部、卫生部、国家中医药管理局共同审核，确定为第三批全国老中医药专家学术经验继承工作指导老师；被聘任为广西科学技术进步奖励委员会医学卫生技术专业评审组成员；被评为广西中医学院优秀教师。

2003 年 当选为广西中西医结合学会儿科专业委员会名誉主任委员；被聘任为《广西中医学院学报》第三届编委。

2004 年 退休后返聘，继续出诊、指导研究生、带学徒。

2005 年　被聘任为广西科学技术进步奖励委员会医学卫生技术专业评审组成员。

2005 年 11 月　参加广西中医学院老教授、专家义诊团到天峨义诊。

2006 年　被聘任为广西中医学院"中医（中西医结合）内科肝病学"学术带头人、广西中西医结合学会第五届理事会学术顾问。

2008 年　被广西壮族自治区卫生厅评为"全国老中医药专家学术经验继承人优秀指导老师"。

2010 年　被聘任为广西中医学院附属瑞康临床医学院教学督导员。